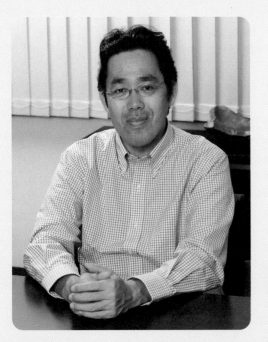

川島隆太 教授の
らくらく脳ドリル

大きな字で 脳活性！

60日

監修
川島隆太（東北大学教授）

JN016957

遊びながら 認知機能 を 向上させましょう！

- 本書「脳ドリル」は脳活性実験で前頭葉の血流増加効果のあった問題を収録しています。

- 楽しみながら「記憶力」「認知力」「情報処理」「注意力」の向上が期待できます。

もくじ

「脳ドリル」は
学研の登録商標です。

脳の前頭葉の血流が増え
脳活性が実証されました

脳の前頭前野の機能低下を防ぎましょう

年齢を重ねていくうちに物忘れが多くなり、**記憶力や注意力、判断力の衰え**が始まります。このような衰えの原因は、脳の前頭葉にある前頭前野の機能低下です。脳が行う情報処理、行動・感情の制御はこの前頭前野が担っており、社会生活を送る上で非常に重要な場所です。そこで、脳の機能を守るためには、前頭前野の働きを活発にすることが必要となってきます。

脳の活性化を調べるために多数実験しました

脳の前頭前野を活発にする作業は何なのか、多数の実験を東北大学と学研の共同研究によって行いました。その時の様子が下の写真です。

漢字や熟語の読み書き、音読、足し算や掛け算などの単純計算、なぞり書きの書写、イラスト間違い探し、文字のパズル、また写経やオセロ、積み木など幅広い作業を光トポグラフィという装置を使い、作業ごとに**脳の血流の変化**を調べていきました。

**読み書き計算
イラスト間違い探し
漢字パズル など
多数の作業を
実験しました**

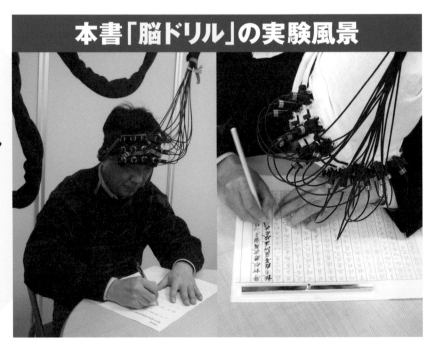

本書「脳ドリル」の実験風景

▼ **実験前（安静時）**

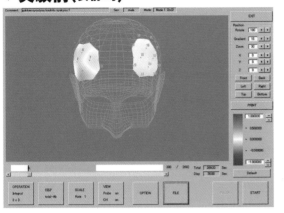

▼ **脳ドリルの実験**

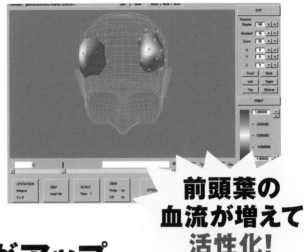

前頭葉の血流が増えて活性化！

脳ドリルで前頭葉（ぜんとうよう）の働きがアップ

実験の結果、本書に掲載している漢字の読み書きや計算、イラスト間違い探し、文字や数字のパズルなど、各問題に取り組むと上の画像のとおり前頭葉の血流が増え、脳が**非常に活性化していることが判明**しました。手先をデリケートに使う文字の読み書きや、簡単な計算を繰り返す作業、記憶をたどって解く文字のパズル、また細かな違いを見分けるイラスト間違い探しなど、前頭葉（ぜんとうよう）の働きを高めることが実証されたのです。

カンタンなパズルで認知機能を向上

実験で行ったパズルは難しいものは一切なく、カンタンな問題ばかりです。実はこうしたカンタンなパズルをどんどん解くほうが、より脳を活性化させることが科学的に証明されているのです。カンタンな問題をどんどん速く解くことで頭の回転力が高まり、脳の前頭前野（ぜんとうぜんや）をきたえることができます。**脳活性の効果が高い本書「脳ドリル」**で、脳の前頭前野（ぜんとうぜんや）をきたえることができますから、認知機能の向上が期待できます。

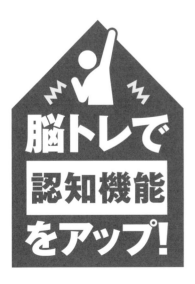

脳トレで認知機能をアップ！

本書の脳ドリルを集中して解く

▼

脳の前頭葉（ぜんとうよう）の血流が増えて脳活性！

▼

記憶力・認知力・情報処理・注意力が向上

脳トレで脳の健康を守ろう！
前頭前野をきたえる習慣が大切
（ぜんとうぜんや）

脳の機能低下は前頭前野の衰えが原因
（ぜんとうぜんや）

「知っている人の名前がでてこない」「台所にきたのに何をしにきたのかわからない」そんな経験をしたことはありませんか。脳の機能は、実は20歳から低下しはじめることがわかっており、歳をとりもの忘れが多くなるのは、自然なことです。ただ、脳の衰えに対して何もしなければ、脳の機能は急激に下がっていくばかり。やがて社会生活を送ることが困難になっていきます。

脳の前頭前野が衰えていくと、思考力や判断力が低下して「他人との会話がうまく理解できない」「イライラを我慢できずキレやすくなる」などの症状がみられるようになります。

このように、**前頭前野は「話す」「聞く」「判断する」「コミュニケーション」「行動や感情のコントロール」**など、私たちが生活する上で**全ての指令**を出しているのです。

人間らしい生活に重要な「前頭前野」の働き
（ぜんとうぜんや）

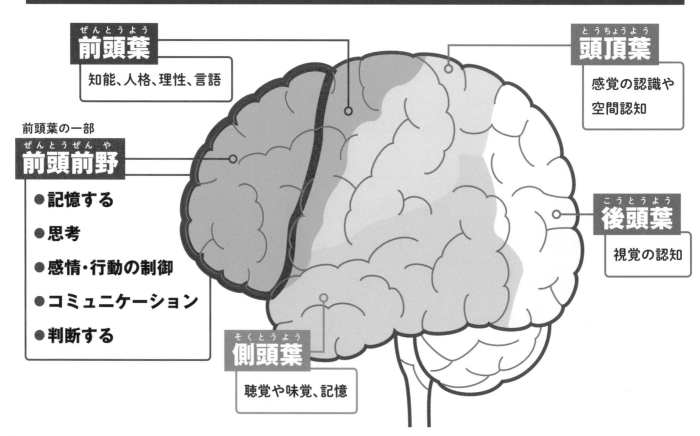

前頭葉（ぜんとうよう）
知能、人格、理性、言語

前頭葉の一部
前頭前野（ぜんとうぜんや）
- ●記憶する
- ●思考
- ●感情・行動の制御
- ●コミュニケーション
- ●判断する

頭頂葉（とうちょうよう）
感覚の認識や空間認知

後頭葉（こうとうよう）
視覚の認知

側頭葉（そくとうよう）
聴覚や味覚、記憶

何歳でも脳トレで認知機能が向上する

脳を正しくきたえて前頭前野を活性化！

歳をとれば体の働きが低下するのと同様に、脳の働きも低下していきます。しかし何もしないで歳をとるのは賢くありません。脳の健康を保つための習慣を身につければ、歳をとってもいきいきと暮らすことができるのです。

私たちの研究では、どの年代であっても**脳をきたえると脳の認知機能が向上**することが証明されています。

体の健康のために体を動かすのと同様に、脳を正しくきたえることでその低下を防ぎ、活発に働くように保つことができるのです。特に有効な作業が、実際に手を使って文字や数字を書くこと。そう、わかりやすくいえば「読み書き計算」です。

本書に直接書き込み脳をきたえましょう

ではテレビを見たり、スマホを使ったりするときの脳はどうでしょうか？ 実は脳の前頭前野はほとんど使われていません。パソコンやスマホで文字を入力する際は、画面に出てくる漢字の候補を選択するだけですから、漢字を書く手間も思い出す手間もいらないので、脳を働かせていないわけです。

鉛筆やペンを手に持ち、頭を働かせながら誌面に文字や数字を直接書きこみ、脳をきたえていきましょう。本書では、文字を扱った問題、数字を扱った問題、イラスト系の問題を掲載しています。文字パズルでは昔習った漢字や言葉の**記憶力や理解・判断などの認知力**をきたえます。数字のパズルでは単純な計算を続けることで**情報処理力アップ**につながります。イラストパズルでは細部の違いを見分けるための**注意力と集中力**をきたえていきます。毎日10〜15分でいいですから、脳の健康を守ることを習慣づけましょう。

脳トレの効能

文字パズル	▶ **記憶力・認知力**をアップ
計算パズル	▶ **情報処理の力**をアップ
イラストパズル	▶ **注意力・集中力**をアップ

脳ドリルで遊びながら脳力アップ！

各問題はどんな脳力をきたえるのか、「記憶力」「認知力」「情報処理」「注意力」のマークを誌面上部にのせています。「この問題は記憶力に効く」というように、何に効くのか意識しながら集中して取り組みましょう。

記憶力・認知力UP

昔習った漢字や言葉を思い出す「記憶力」（思い出す力）や、答えの熟語や漢字を組み立てる「認知力」をきたえます。

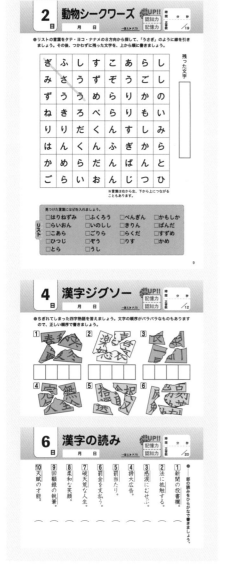

情報処理UP

足し算、掛け算、引き算など単純な計算を繰り返すことで「情報処理」の力をきたえます。できるだけ自分の限界の速さで解き進めましょう。

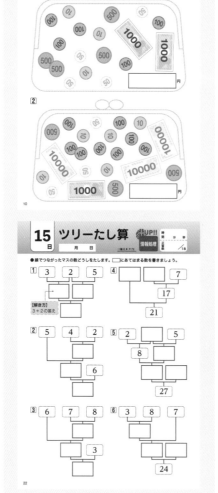

注意力UP

イラスト間違い探し、仲間はずれ探し、漢字絵など、細かい違いを見分ける「注意力」、「集中力」をきたえます。

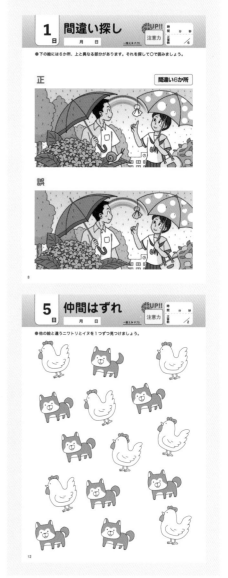

「働く脳」になる 3つのポイント

❶ 速く解く〜頭の回転力が向上

　脳トレ最大のポイントは「とにかく速く解く」です。間違えないようにじっくり慎重にやることはおすすめしません。自分の限界の速さで<u>パッパッパッと猛スピードで解く</u>ことにより、脳の情報処理速度が上がっていくからです。脳トレは学校のテストとは違い、間違いは特に問題ではありません。全力で素早く解いていきましょう。

❷ 短い時間で全力集中!

　脳トレに慣れると、「長い時間やったほうが脳にいい」「たくさんやるほどいい」と思うかもしれません。しかしそれは間違いです。全力の速さで解くことは<u>脳を最大限働かせている状態</u>ですから、30分や1時間もやると集中力が切れ、だらだらやり続けることになります。10〜15分以内、短時間集中型で取り組みましょう。

❸ 毎日の日課に。作業時間を記録する

　気が向いたときにやる、2〜3日ごとにやるのでは脳トレの効果は全く発揮されません。短時間で<u>毎日、脳を動かす習慣がとても重要</u>です。巻末ページは60日分の「かかった時間」が記録できます。同じ問題で「かかった時間」が徐々に速くなっているかどうか、チェックしてみましょう。記録することで毎日の日課として習慣づけることができますよ。

1
日

間違い探し
月　　日

→答え ▶ P.70

UP!!

注意力

時間　　分　秒
正答数　／6

● 下の絵には6か所、上と異なる部分があります。それを探して〇で囲みましょう。

正

間違い6か所

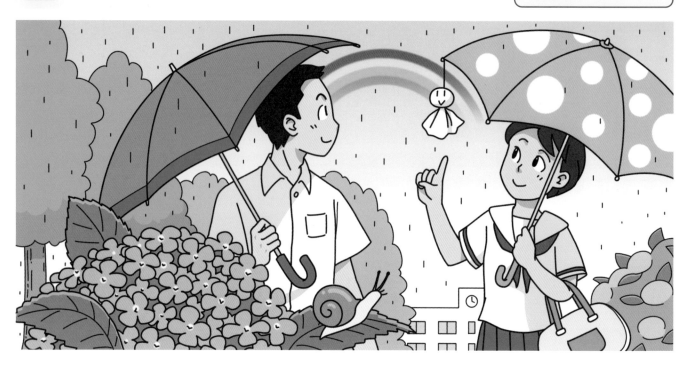

誤

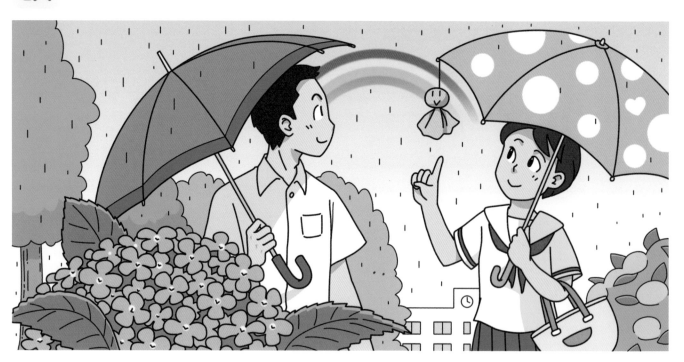

8

動物シークワーズ

UP!!
認知力
記憶力

→答え▶ P.70

時間　　分　秒
正答数　　／19

● リストの言葉をタテ・ヨコ・ナナメの8方向から探して、「うさぎ」のように線を引きましょう。その後、つかわずに残った文字を、上から順に書きましょう。

残った文字

ぎ	ふ	し	す	こ	あ	ら	し
み	さ	う	ず	ぞ	う	ご	し
ず	う	う	め	ら	り	か	の
ね	き	ろ	ぺ	ら	り	も	い
り	り	だ	く	ん	す	し	み
は	ん	く	ん	ふ	ぎ	か	ら
か	め	ら	だ	ん	ぱ	ん	と
ご	ら	い	お	ん	じ	つ	ひ

※言葉は右から左、下から上につながることもあります。

見つけた言葉には☑を入れましょう。

リスト

□ はりねずみ　　□ ふくろう　　□ ぺんぎん　　□ かもしか
□ らいおん　　　□ いのしし　　□ きりん　　　□ ぱんだ
□ こあら　　　　□ ごりら　　　□ らくだ　　　□ すずめ
□ ひつじ　　　　□ ぞう　　　　□ りす　　　　□ かめ
□ とら　　　　　□ うし

3日 お金パズル

月　日

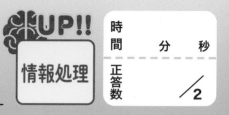

情報処理

UP!!

時間　　分　秒

正答数　／2

→答え ▶ P.70

●イラストを見て、合計額を答えましょう。メモして計算しても OK です。

1

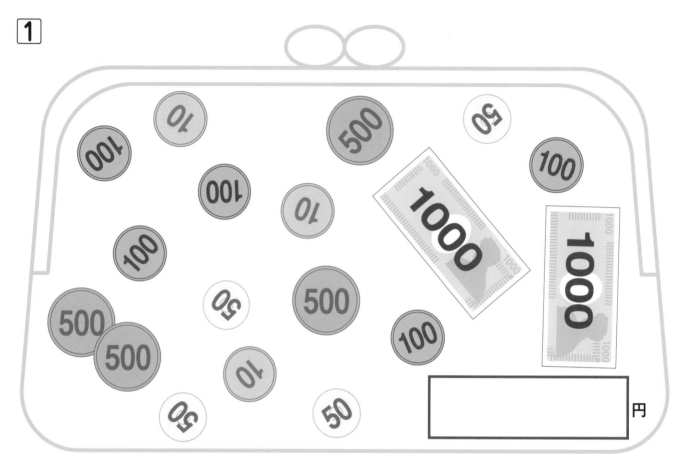

円

2

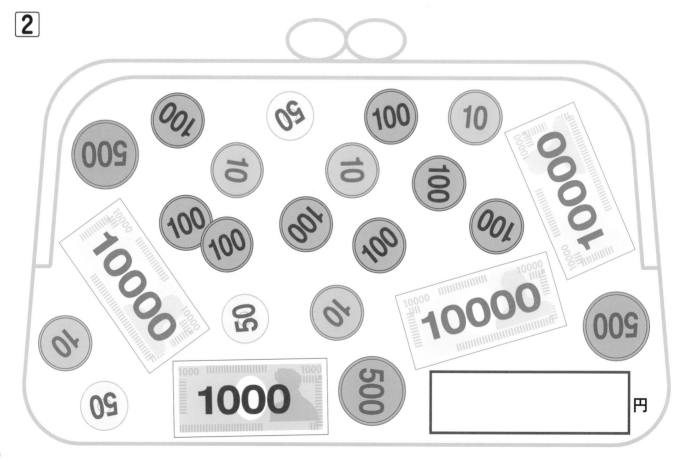

円

4
日

漢字ジグソー

月　日

UP!!
記憶力
認知力

→答え ▶ P.70

時間　　分　秒
正答数　　／12

● ちぎれてしまった四字熟語を答えましょう。文字の順序がバラバラなものもあります
　ので、正しい順序で書きましょう。

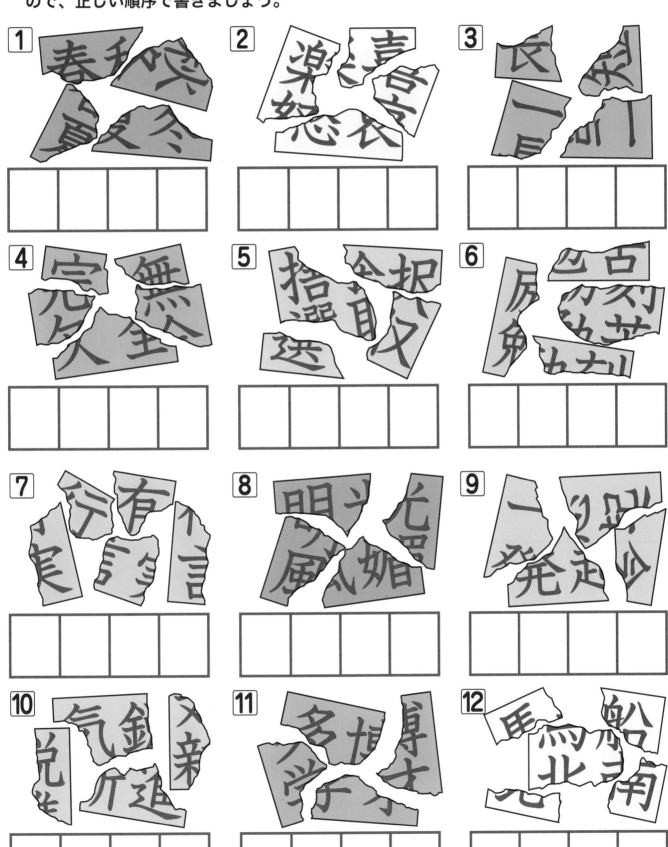

● 他の絵と違うニワトリとイヌを1つずつ見つけましょう。

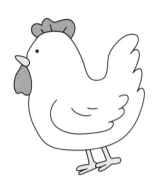
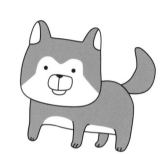
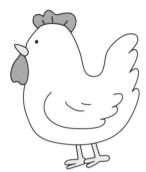
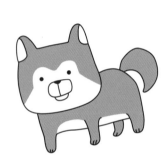
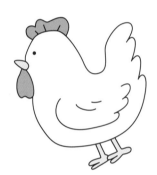
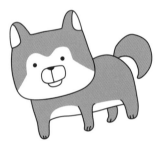
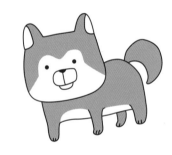
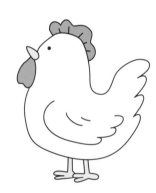
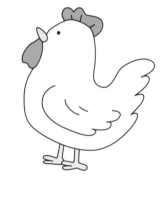
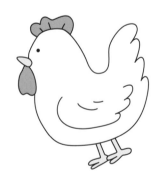
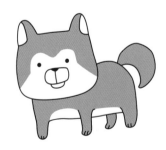
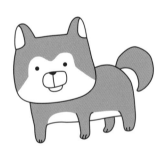
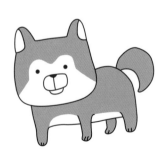
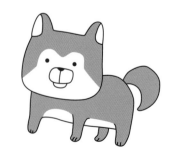
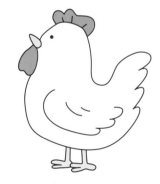

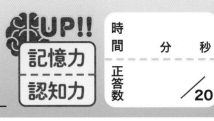

UP!!
記憶力
認知力

時間　分　秒
正答数　／20

→答え▶ P.70

●──部の読みをひらがなで書きましょう。

1 新聞の投書欄。（　）

2 法に抵触する。（　）

3 感涙にむせぶ。（　）

4 誇大広告。（　）

5 罰当たり。（　）

6 罰金を支払う。（　）

7 破天荒な人生。（　）

8 柔和な笑顔。（　）

9 回顧録の執筆。（　）

10 天賦の才能。（　）

11 遠慮会釈もない。（　）

12 交通違反。（　）

13 日本髪を結う。（　）

14 人手が要る。（　）

15 保護者の連絡網。（　）

16 財布の中身。（　）

17 困惑顔。（　）

18 丹念に色を塗る。（　）

19 奇天烈な格好。（　）

20 御馳走になる。（　）

月 日

→答え ▶ P.70

注意力

時間　　分　秒
正答数　／1

● 絵がばらばらのピースになりました。上の絵と違うピースはどれですか。
　A〜Gから1つ選んで、記号を答えましょう。

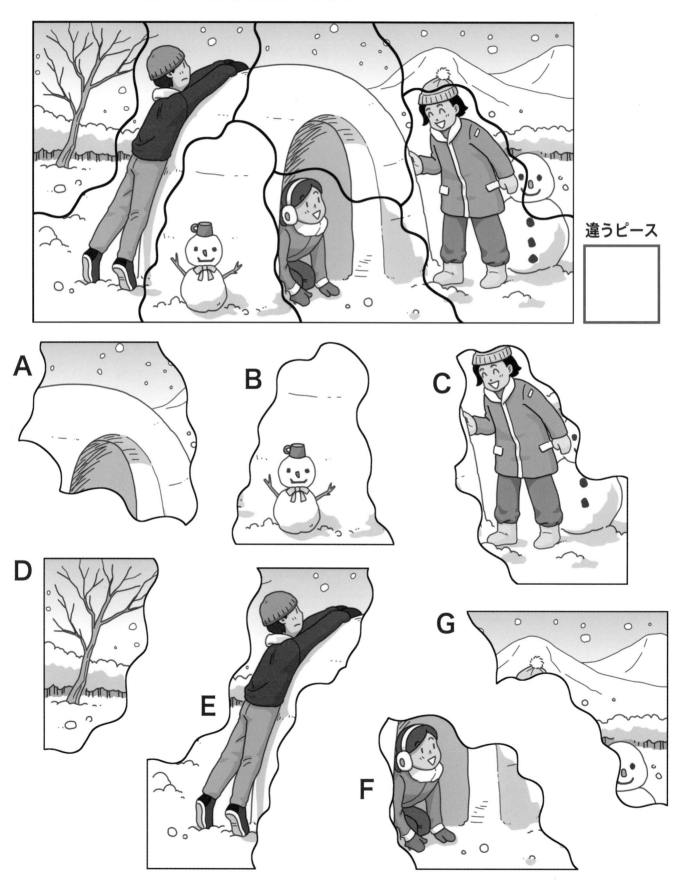

違うピース

8日

クロスワード

月　日

🧠UP!!
記憶力
認知力

→答え▶ P.71

時間　　分　秒
正答数　　／18

● タテ・ヨコのカギの表す言葉を、カタカナでマス目に書き入れましょう。

1		2	■	3	
	■	4	5		■
6	7	■	8		9
■	10	11		■	
12			■	13	
	■	14			

※音引きは「ー」と書くマスと「カア」のように「ア」と書くマスがあります。

【タテのカギ】

1　葉っぱや新芽の色
2　目の下に現れる睡眠不足のサイン
3　感動的な映画のラスト○○○
5　「夜」は英語で○○○
7　文末につける「。」
9　優勝チームの監督が2度、3度と宙を舞う
11　電線に並んでチュンチュン♪
12　お店で会計をするところ
13　ベーカリーに焼きたてを買いに行こう！

【ヨコのカギ】

1　赤ちゃんがほ乳瓶でゴクゴク
3　力士が土俵の上でまきます
4　作法。テーブル○○○
6　地球の表面で海以外の部分。大○○
8　カレーやターバンといえば、どこの国？
10　先生、抜き打ちでするなんてズルイよ！
12　メガネのガラス部分は○○○
13　じゃんけんはグウ、チョキ、○○
14　卵白を固く泡立てて作ります

9日 漢字パーツ

月 日

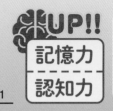 UP!!
記憶力
認知力

→答え▶ P.71

時間 　分　秒

正答数 ／12

●漢字のパーツを組み合わせて、漢字を1字つくりましょう。

1 鳥 口 → ☐

2 火 厂 → ☐

3 青 日 → ☐

4 刃 心 → ☐

5 夕 口 → ☐

6 東 糸 → ☐

7 豆 曲 → ☐

8 八 目 代 → ☐

9 力 田 マ → ☐

10 夂 亻 亠 → ☐

11 又 力 女 → ☐

12 口 刀 灬 日 → ☐

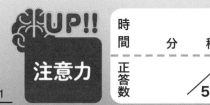

● 下の絵には5か所、上と異なる部分があります。それを探して○で囲みましょう。

正

間違い5か所

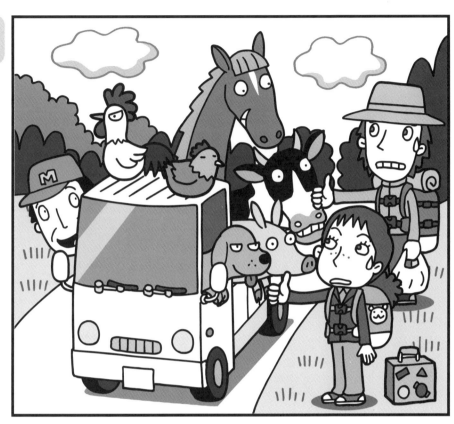

誤

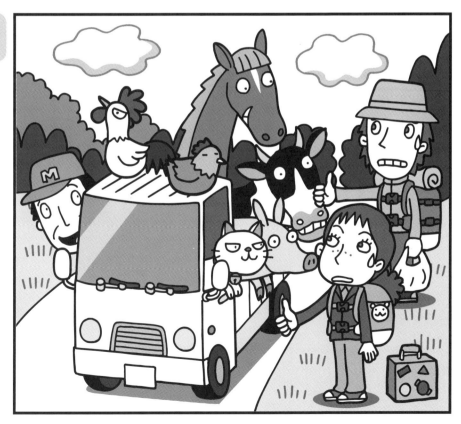

●下の時計を見て答えましょう。

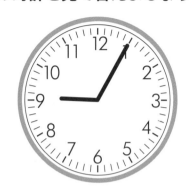

2 時間 35 分後は　　　時　　　分

4 時間 20 分前は　　　時　　　分

●時間の筆算です。〇時間〇分と答えましょう。

1
```
   16 時 15 分
 + 15 時 20 分
```
　　　時間　　　分

2
```
   13 時 14 分
 +  9 時 40 分
```
　　　時間　　　分

3
```
    7 時 34 分
 -  5 時 30 分
```
　　　時間　　　分

4
```
    7 時 59 分
 -  6 時 52 分
```
　　　時間　　　分

5
```
   17 時 50 分
 + 13 時 29 分
```
　　　時間　　　分

6
```
   10 時 33 分
 -  1 時 21 分
```
　　　時間　　　分

7
```
   13 時 17 分
 - 10 時 58 分
```
　　　時間　　　分

8
```
   18 時 55 分
 + 19 時 41 分
```
　　　時間　　　分

9
```
   16 時  8 分
 -  7 時 57 分
```
　　　時間　　　分

10
```
   19 時 17 分
 +  1 時 11 分
```
　　　時間　　　分

●次の絵の中に1つだけ違う花札があります。それを探して○で囲みましょう。

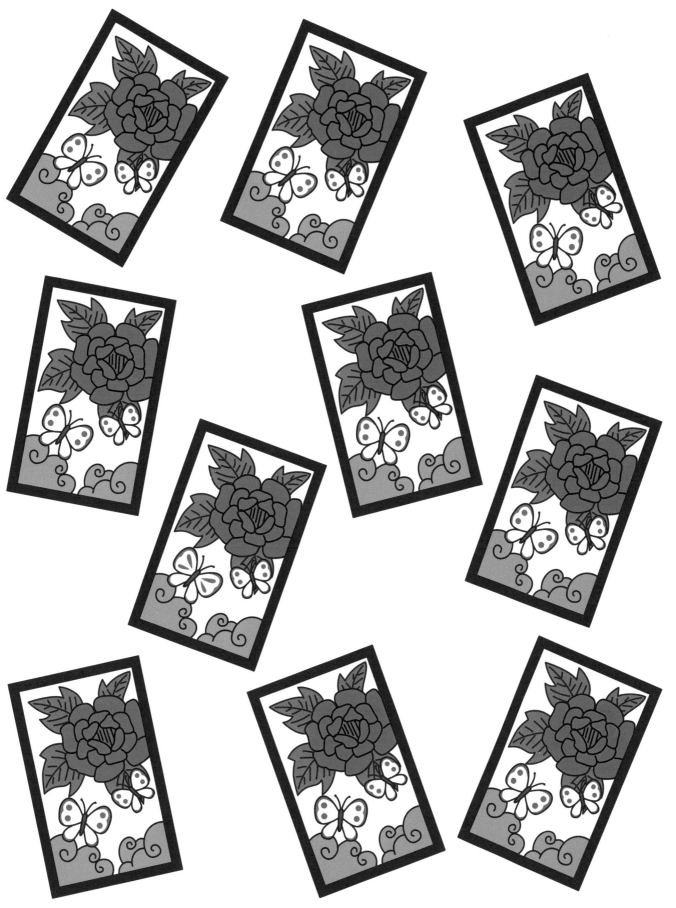

13日 外国シークワーズ

月　日

→答え▶ P.71

UP!!
認知力
記憶力

時間　　分　秒
正答数　／14

●リストの言葉をタテ・ヨコ・ナナメの8方向から探して、「インドネシア」のように線を引きましょう。その後、つかわずに残った文字を、左上から下へ順に書きましょう。

イ	ン	タ	ス	キ	ベ	ズ	ウ
ン	ア	ス	ペ	イ	ン	ナ	ス
ド	エ	リ	ド	ギ	イ	ジ	リ
ネ	ネ	ン	ラ	ジ	リ	ル	ギ
シ	イ	パ	エ	ト	ー	シ	イ
ア	プ	リ	ー	マ	ス	リ	ヤ
リ	ア	タ	ニ	ル	マ	ー	ト
チ	イ	ア	ス	ン	ラ	フ	オ

残った文字

※言葉は右から左、下から上につながることもあります。また、マス目では小さい「ッ」などは大きい「ツ」として表示しています。

見つけた言葉には☑を入れましょう。

リスト
- □ ウズベキスタン
- □ ナイジェリア
- □ ギリシャ
- □ インド
- □ オーストラリア
- □ チリ
- □ スペイン
- □ ネパール
- □ タイ
- □ マリ
- □ イギリス
- □ フランス
- □ ルーマニア

月　日

注意力

時間　　分　秒

正答数　／6

●「城」がテーマの漢字絵です。この中に、周囲とちがう漢字が6つ混ざっていますので、それを探して○で囲みましょう。

間違い6か所

```
        鯱                鯱
       鯱鯱              鯱鮭
       鯱鯱              鯱鯱
       瓦瓦瓦瓦瓦瓦瓦瓦瓦
      瓦瓦瓦瓦瓦瓦瓦瓦瓦瓦
     瓦瓦瓦瓦瓦瓦瓦瓦瓦瓦瓦瓦
    瓦瓦瓦瓦瓦瓦瓦瓦瓦瓦瓦瓦瓦
   瓦瓦瓦瓦瓦瓦瓦瓦　瓦瓦瓦瓦瓦瓦瓦
   城城城城城城　瓦　城城城城城城
   城城城城城　瓦瓦瓦　城城城城城
  瓦瓦瓦瓦瓦瓦瓦瓦瓦瓦瓦瓦瓦瓦瓦瓦瓦瓦
  瓦瓦瓦瓦瓦瓦　瓦瓦瓦瓦瓦回瓦瓦　瓦瓦瓦瓦瓦瓦
  城城城城　瓦　城城城城城城城　瓦　城城城城
  城城城　瓦瓦瓦　城城城城城　瓦瓦瓦　城城城
  城城　瓦瓦瓦瓦瓦　城城城　瓦瓦瓦瓦瓦　城城
 瓦瓦瓦瓦瓦瓦瓦瓦瓦瓦瓦瓦瓦瓦瓦瓦瓦瓦瓦瓦瓦瓦瓦
 瓦瓦瓦瓦瓦瓦瓦瓦瓦瓦瓦瓦瓦瓦瓦瓦瓦瓦瓦瓦瓦瓦瓦瓦
 城城城城城城城城城城城　瓦　城城城城城城城城城城城
 城城城城城城城城城城城　瓦瓦瓦　城城城城城城城城城城
 城城城城城城城城城城　瓦瓦瓦瓦瓦　城城城城城城城城城
 城城城城城城城城城　瓦瓦瓦瓦瓦瓦瓦　城城城城城城城城
 城城城城城城城城　瓦瓦瓦瓦瓦瓦瓦瓦　城城城城城城城
瓦瓦瓦瓦瓦瓦瓦瓦瓦瓦瓦瓦瓦瓦瓦瓦瓦瓦瓦瓦瓦瓦瓦瓦瓦瓦瓦
瓦瓦瓦瓦瓦瓦瓦瓦瓦瓦瓦瓦瓦瓦瓦瓦瓦瓦瓦瓦母瓦瓦瓦瓦瓦瓦瓦瓦
城城城城城城城城城城城城城城城城城城城城城城城城城城城
城城　　城城　　城城　　城城　　城城　　城城　　城城　　城
城城城城城城城城城城城城城城城城城城城城城城城城城城城城
城城城城城城城城　　　　　　　　　　　城城城城城城城城
城城城城城城城城城城城城城城城城城城城城城城城城城城城城
瓦瓦瓦瓦瓦瓦瓦瓦瓦瓦瓦瓦瓦瓦瓦瓦瓦瓦瓦瓦瓦瓦瓦瓦瓦瓦瓦
瓦瓦瓦瓦瓦瓦瓦瓦瓦瓦瓦瓦瓦瓦瓦瓦瓦瓦瓦瓦瓦瓦瓦瓦瓦瓦瓦瓦
城城城城城城城城城城城城城城城城城城城城城城城城城城城城
城城　　城城　　城城　　城城　　城城　　城城　　城城城
城城城城城城城城城城城城城城城城城城城城城城城城城城城城
城城城城城城城城城城城城城城城城城城城城城城城城城城城城
垣垣垣垣垣垣垣垣垣垣垣垣垣垣垣垣垣垣垣垣垣垣垣垣垣垣垣垣
垣垣垣垣垣垣垣垣垣垣垣垣垣担垣垣垣垣垣垣垣垣垣垣垣垣垣垣
垣恒垣垣垣垣垣垣垣垣垣垣垣垣垣垣垣垣垣垣垣垣垣垣垣垣垣垣
垣垣垣垣垣垣垣垣垣垣垣垣垣垣垣垣垣垣垣垣垣垣垣垣垣垣垣垣
垣垣垣垣垣垣垣垣垣垣垣垣垣垣垣垣垣垣垣垣垣垣垣垣垣垣垣垣
```

→答え▶ P.72

15日 ツリーたし算

月　日

UP!!

情報処理

時間　分　秒

正答数 ／18

→答え ▶ P.72

●線でつながったマスの数どうしをたします。□にあてはまる数を書きましょう。

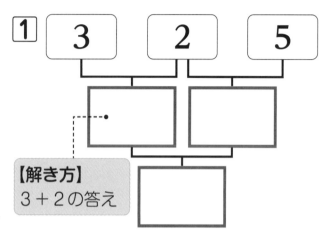

1

3　2　5

【解き方】
3＋2の答え

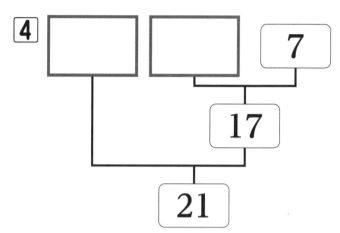

4

7

17

21

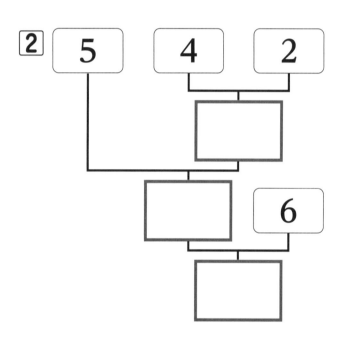

2

5　4　2

6

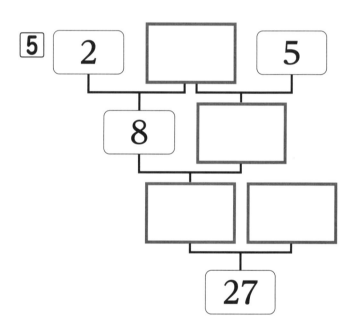

5

2　5

8

27

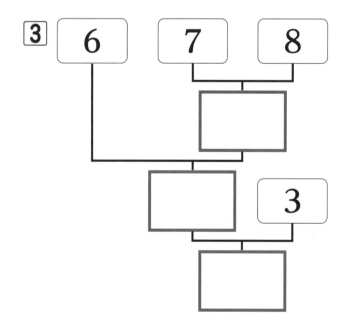

3

6　7　8

3

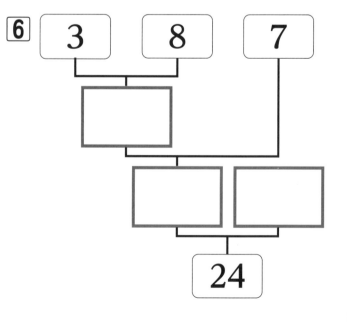

6

3　8　7

24

22

月 日

UP!! 記憶力 認知力

時間 　分　秒
正答数 ／18

●□にあてはまる漢字をリストから選んで書きましょう。

① あずき 小□

② かぜ 風□

③ かなた 彼□

④ めがね 眼□

⑤ そうじ 掃□

⑥ たなばた □夕

⑦ くとうてん 句□点

⑧ まいご □子

⑨ つゆ 梅□

①〜⑨のリスト　雨　鏡　邪　除　七　方　豆　迷　読

⑩ じしゃく 磁□

⑪ もみじ □葉

⑫ なっとく □得

⑬ くだもの □物

⑭ でこぼこ 凸□

⑮ きじ □地

⑯ おもや □屋

⑰ いっさい 一□

⑱ じょうず 上□

⑩〜⑱のリスト　凹　母　納　生　手　紅　切　果　石

仲間はずれ

月　日

→答え▶ P.72

注意力

時間　　分　　秒

正答数　／2

● 他の絵と違うウサギとウマを1つずつ見つけましょう。

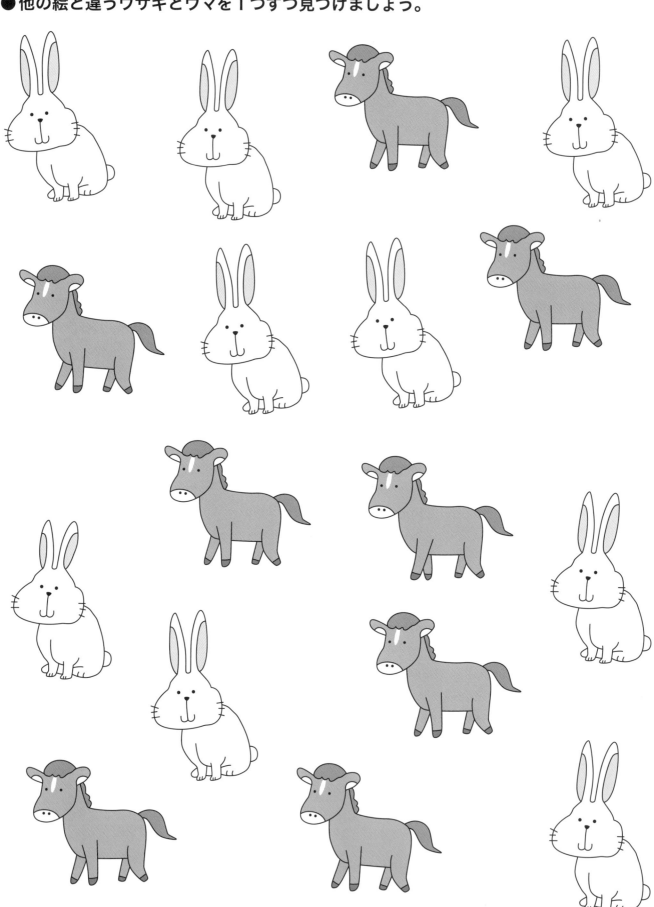

●「一期一会」のように、マス目の中から漢数字入りの四字熟語を見つけ、線で区切り、ブロックに分割していきましょう。

※それぞれの四字熟語は、ブロック内でバラバラに並んでいます。

千	海	四	通	八	達	当	千	会	一
山	■		千	思	人	二	騎	再	四	期
千	十	考	万	三	経	一	三	再	一
一	年	三	寒	脚	五	書	七	唯	■
日	一	挙	四	温	■	四	転	一	無
様	三	一	動	百	一	遇	八	倒	二
三	者	首	一	人	載	一	進	一	退
八	字	千	金	二	千	十	笑	止	千
面	一	文	三	束	三	中	五	臓	万
六	臂	■	無	二	無	八	九	六	腑

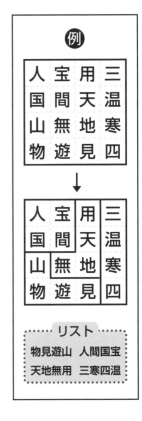

例

人	宝	用	三
国	間	天	温
山	無	地	寒
物	遊	見	四

↓

人	宝	用	三
国	間	天	温
山	無	地	寒
物	遊	見	四

リスト

物見遊山　人間国宝
天地無用　三寒四温

リスト

ゆいいつむに 唯一無二	ひゃくにんいっしゅ 百人一首	うみせんやません 海千山千	さんしゃさんよう 三者三様	いっきとうせん 一騎当千
じっちゅうはっく 十中八九	いっしんいったい 一進一退	ににんさんきゃく 二人三脚	じゅうねんいちじつ 十年一日	しちてんばっとう 七転八倒
せんざいいちぐう 千載一遇	はちめんろっぴ 八面六臂	しょうしせんばん 笑止千万	しつうはったつ 四通八達	さいさんさいし 再三再四
にそくさんもん 二束三文	ごぞうろっぷ 五臓六腑	さんかんしおん 三寒四温	いちじせんきん 一字千金	むにむさん 無二無三
いっきょいちどう 一挙一動	せんしばんこう 千思万考	ししょごきょう 四書五経		

●タテ・ヨコのカギの表す言葉を、カタカナでマス目に書き入れましょう。

1	2	■	3		4	5
6		7		■	8	
	■	9		10	■	
11	12		■	13	14	■
■	15		16	■	17	18
19		■	20	21	■	
22			■	23		

【タテのカギ】

1 愛情あふれる○○○○ホーム
2 第2位のメダルの色
3 幼虫のときは「ヤゴ」と呼ばれる昆虫
4 エレベーターの数字が表しているもの
5 ○○○にかじりついて猛勉強！
7 「活用」の読みは○○○○
10 ハチが花から集める甘い液体。ハチ○○
12 「資産家」の読みは○○○○
14 ムラサキ、バフンなどの種類がいる海の生き物
16 アメリカ航空宇宙局の略称
18 「師走」の読みは○○○
19 イタリアの観光名所、○○の斜塔
21 自分にとってプラスなこと

【ヨコのカギ】

1 花粉症の原因は○○花粉
3 ソースをつけて食べるポークのフライ
6 朱肉につけて書類にペタッ！
8 異口同音の「異口」の読み
9 花が咲く一歩手前の状態
11 本を借りに○○○館へ
13 ある物事を知り尽くしている人のこと
15 入ると汗が吹き出る蒸し風呂
17 菜の花や　月は東に　日は○○に
19 ランドセルの値段も○○からキリまで
20 故郷は古○○
22 酒に添えるつまみ、酒の○○○
23 組。○○○メート

UP!!
情報処理

時間　　分　秒
正答数　／30

→答え▶ P.73

● 縦・横・斜めにたした数の合計が 15 になるように、□にあてはまる数を書きましょう。

各列の合計15のとき

解き方
Aは縦を見て、1＋9＝10　15－10＝5
Bは横を見て、4＋9＝13　15－13＝2
2つの数字が書かれている列に注目して、数字を入れていきましょう。

1

4		8
2		6

2

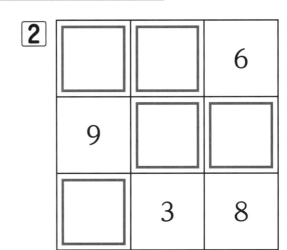

		6
9		
	3	8

3

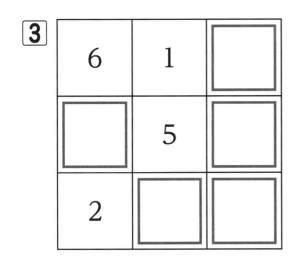

6	1	
	5	
2		

4

4		
		7
8	1	

5

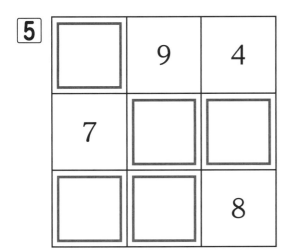

	9	4
7		
		8

6

2		
9		
	3	8

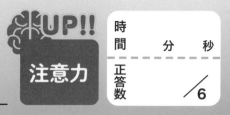

→答え ▶ P.73

時間　　分　　秒
正答数　／6

●下の絵には6か所、上と異なる部分があります。それを探して○で囲みましょう。

正　　　　　　　　　　　　　間違い6か所

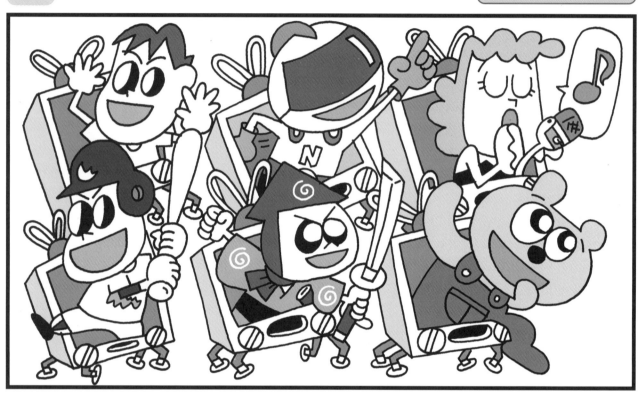

誤

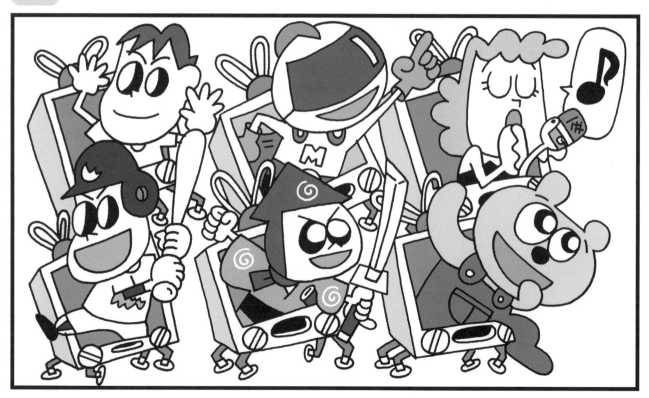

28

脳UP!! 認知力 記憶力

時間　　分　秒
正答数　　／17

月　　日

→答え▶ P.73

●リストの言葉をタテ・ヨコ・ナナメの8方向から探して、「大安吉日」のように線を引きましょう。その後、つかわずに残った文字を、左上から下へ順につなげ、四字熟語をつくりましょう。

大	安	吉	日	得	意	満	面
根	穏	剛	内	柔	外	満	広
無	無	美	起	聖	色	信	大
実	事	死	一	喜	人	自	無
事	回	期	百	索	怒	君	辺
生	一	発	辞	鬼	模	哀	子
会	百	連	日	連	夜	中	楽
中	麗	句	不	易	流	行	暗

できた四字熟語

※言葉は右から左、下から上につながることもあります。
また、1つの文字を複数の言葉で共有することもあります。

見つけた言葉には☑を入れましょう。

リスト

□広大無辺（こうだいむへん）　□事実無根（じじつむこん）　□暗中模索（あんちゅうもさく）　□不易流行（ふえきりゅうこう）
□外柔内剛（がいじゅうないごう）　□起死回生（きしかいせい）　□聖人君子（せいじんくんし）　□喜色満面（きしょくまんめん）
□百発百中（ひゃっぱつひゃくちゅう）　□一期一会（いちごいちえ）　□喜怒哀楽（きどあいらく）　□得意満面（とくいまんめん）
□自信満満（じしんまんまん）　□安穏無事（あんのんぶじ）　□連日連夜（れんじつれんや）　□百鬼夜行（ひゃっきやこう）

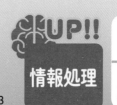

●隣どうしの◯をたした数が、下の◯に入ります。◯にあてはまる数を書きましょう。

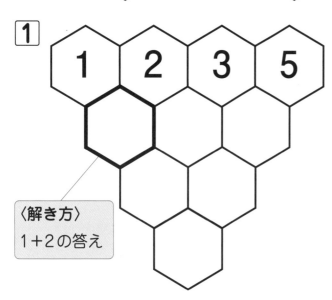

1

1　2　3　5

〈解き方〉
1＋2の答え

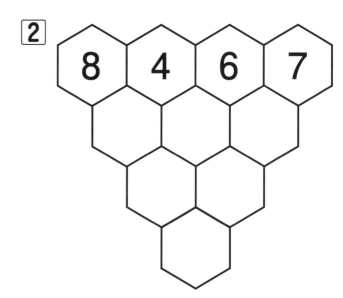

2

8　4　6　7

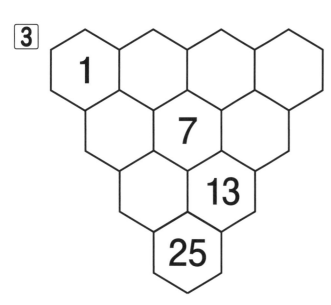

3

1
7
13
25

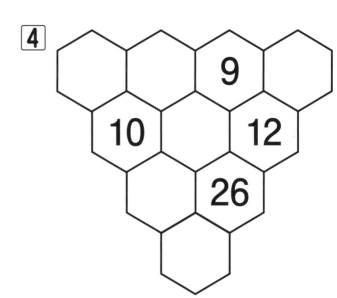

4

9
10　12
26

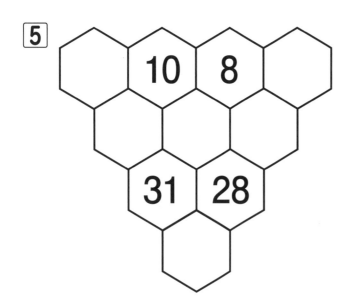

5

10　8
31　28

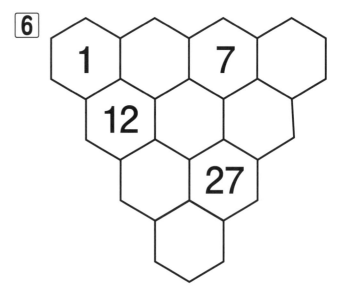

6

1　7
12
27

記憶力
認知力

→答え▶ P.73

時間　　分　秒
正答数　／12

●漢字のパーツを組み合わせて、漢字を1字つくりましょう。

1　王　口　禾　➡　□

2　日　一　扌　➡　□

3　車　又　土　➡　□

4　皿　月　日　➡　□

5　心　糸　公　➡　□

6　寸　辶　首　➡　□

7　曰　夫　夫　➡　□

8　十　木　九　➡　□

9　イ　立　口　➡　□

10　弓　ム　虫　➡　□

11　又　木　又　又　➡　□

12　丨　日　ネ　➡　□

25日 隠れ四字熟語

月　日

→答え ▶ P.73

UP!!
記憶力
認知力

時間　　分　秒
正答数　　／12

●隠れている四字熟語を答えましょう。文字の順序がばらばらなものもありますので、
正しい順序で書きましょう。

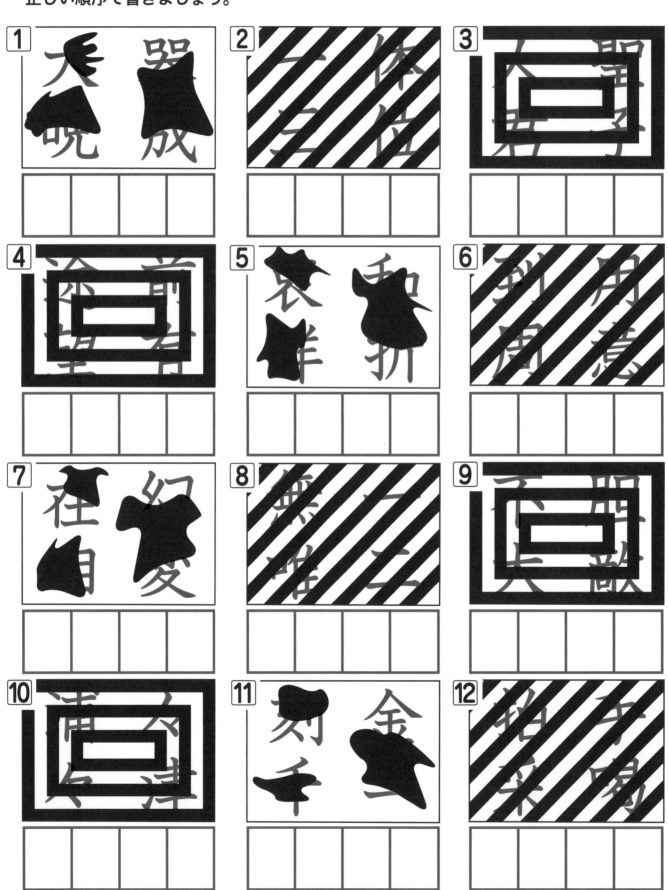

注意力

→答え▶ P.74

時間　　　分　　秒
正答数　　／8

●下の絵には8か所、上と異なる部分があります。それを探して○で囲みましょう。

正

間違い8か所

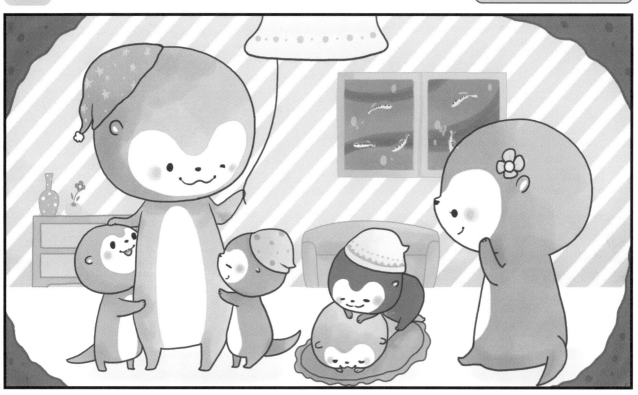

誤

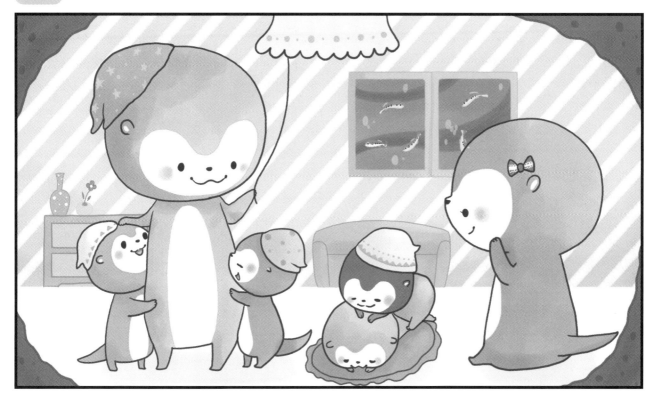

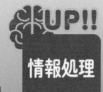

●下の時計を見て答えましょう。

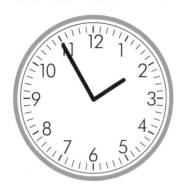

9 時間 15 分後は　｜　時　　　分

5 時間 35 分前は　｜　時　　　分

●時間の筆算です。○時間○分と答えましょう。

1
2 時間 30 分
＋ 8 時間 27 分

時間　　　分

2
11 時間 12 分
＋ 1 時間 40 分

時間　　　分

3
3 時間 37 分
－ 2 時間 6 分

時間　　　分

4
17 時間 47 分
－ 14 時間 38 分

時間　　　分

5
18 時間 19 分
＋ 2 時間 34 分

時間　　　分

6
17 時間 5 分
－ 10 時間 55 分

時間　　　分

7
12 時間 55 分
－ 1 時間 51 分

時間　　　分

8
2 時間 55 分
＋ 2 時間 44 分

時間　　　分

9
17 時間 28 分
－ 4 時間 33 分

時間　　　分

10
12 時間 59 分
＋ 7 時間 53 分

時間　　　分

●リストの漢字を使って時計回りに熟語のしりとりを完成させましょう。熟語の最後の漢字と次の熟語の最初の漢字が重複する部分は二重マス□になっています。

→スタート

携		電		半			収		団
裏			験		論			明	
	加			遊		吹			
績		中			稿				躍
							人	決	
構		心				粘			
	給			跡			玉		想
			方				国		
画		古			百		名		法
	爛			頂			務		

リスト

一	王	家	海	学	活	感	鑑	休	月	見
見	原	行	考	校	座	山	紙	事	集	所
商	色	食	真	進	水	正	生	成	戦	選
素	族	体	帯	大	談	地	定	定	天	添
土	動	日	発	筆	表	品	品	風	物	分
文	別	歩	漫	夢	目	有	用	律	話	

仲間はずれ

●他の絵と違うシマウマとキリンを１つずつ見つけましょう。

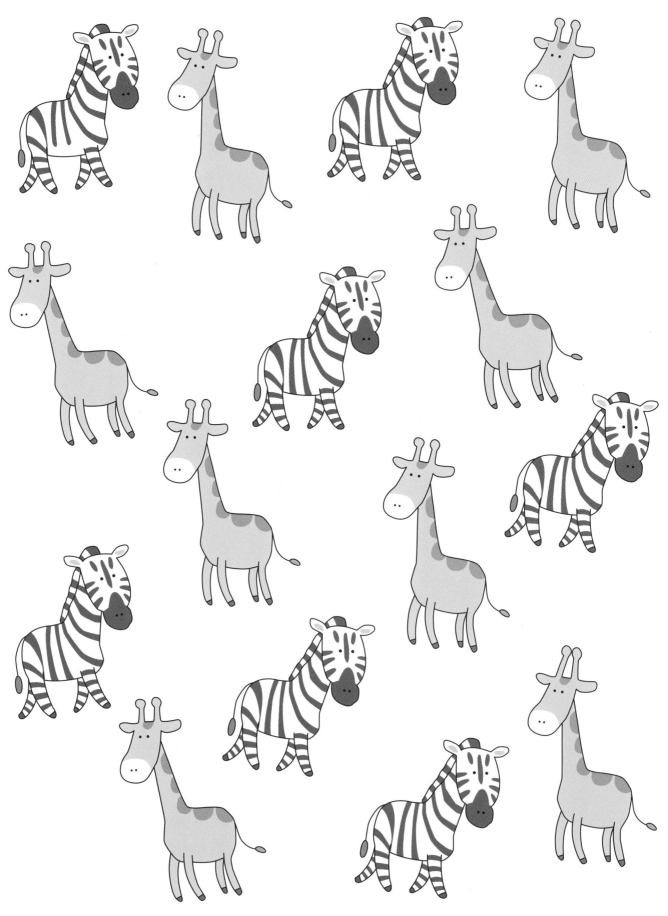

30日 熟語ブロック分割

月　日

→答え▶ P.74

UP!!
認知力
記憶力

時間　　分　秒
正答数　　／23

●「同一人物」のように、リストの熟語をマス目の中から探して線で区切り、ブロックに分割していきましょう。

※それぞれの四字熟語は、ブロック内でバラバラに並んでいます。

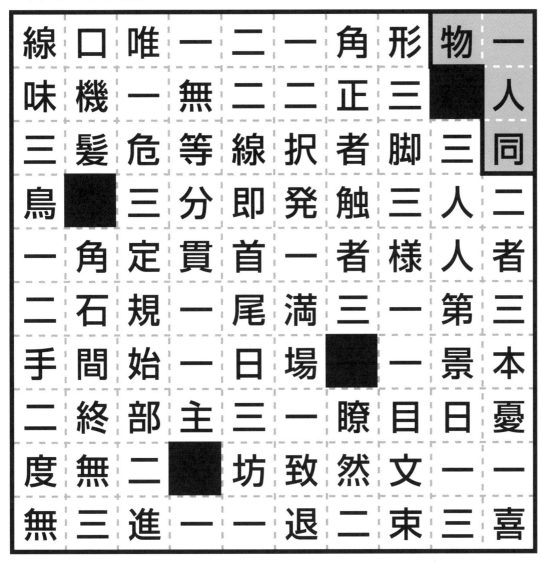

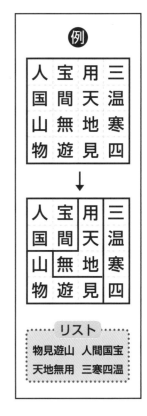

例

人	宝	用	三
国	間	天	温
山	無	地	寒
物	遊	見	四

↓

人	宝	用	三
国	間	天	温
山	無	地	寒
物	遊	見	四

リスト
物見遊山　人間国宝
天地無用　三寒四温

リスト

いちぶしじゅう	いっしんいったい	だいいちにんしゃ	にしゃたくいつ	にとうぶんせん
一部始終	一進一退	第一人者	二者択一	二等分線
にどでま	まんじょういっち	いちもくりょうぜん	ににんさんきゃく	むにむさん
二度手間	満場一致	一目瞭然	二人三脚	無二無三
にそくさんもん	いっきいちゆう	ききいっぱつ	しゅびいっかん	さんしゃさんよう
二束三文	一喜一憂	危機一髪	首尾一貫	三者三様
みっかぼうず	くちじゃみせん	いっしょくそくはつ	いっせきにちょう	ゆいいつむに
三日坊主	口三味線	一触即発	一石二鳥	唯一無二
せいさんかくけい	にほんさんけい	さんかくじょうぎ		
正三角形	日本三景	三角定規		

月　日

→答え▶ P.74

UP!!

注意力

時間　　分　　秒
正答数　　／5

●四字熟語「呉越同舟（ごえつどうしゅう）」がテーマの漢字絵です。この中に、周囲とちがう漢字が5つ混ざっていますので、それを探し、〇で囲みましょう。

間違い5か所

```
                            同
                            同
                    同      同              同同
                    同同同同同同同同同同同同同
                    同同同同同　同同同同同同同
                    同同同同　同同同同同同同同
                    同同同　同同同同同同同同
                同　同同　同同同同同同同　　同
                同同　　　　　　　　　　同同
                同同同同　　同同同同同同同同
                同同同同　同同同同同同同同同
                同同同同　同同同同同同同同同
                同同同同　同同同同同同同同同
                同同同同同　同同同同同同同同
    呉呉呉        同回同同同　同同同同同同同同同        越越越
    呉呉呉        同　　　　　　　　同同同        越越越
    呉呉呉        同同同同　同同同同同同        越越越
    呉呉呉呉呉    同同同同　同同同同同同同同    越越越越越
    呉呉呉呉呉    同同同同　同同同同同同同同    越越越越越
    呉呉呉呉呉    同同同同　同同同同同同同同    越越越越越
    呉呉呉呉呉    同　同　　同同同同同同同同    超越越越越
    呉呉呉呉呉    同同　　　　同同同同        越越越越越
    呉呉呉呉呉    同同同同　同同同同同同同    越越越越越
    呉呉呉呉呉    同同同同　同同同同同同同同    越越越越越
    呉呉呉呉呉    同同同同　同同同同同同同    越越越越越
舟舟舟            呉呉呉呉呉    同同同同　同同同同同同同    越越越越越        舟舟舟
舟舟舟舟          呉呉呉呉追    同同同同　同同同同同同同    越越越越越        舟舟舟舟
舟舟舟舟舟舟舟舟舟舟舟舟舟舟舟舟舟舟舟舟舟舟舟舟舟舟舟舟舟舟舟舟舟舟舟舟舟舟舟舟舟舟舟舟舟舟
舟舟舟舟舟舟舟舟舟舟舟舟舟舟舟舟舟舟舟舟舟舟舟舟舟舟舟舟舟舟舟舟舟舟舟舟舟舟舟舟舟舟舟舟舟舟
舟舟舟舟舟舟舟舟舟舟舟舟舟舟舟舟舟舟舟舟白舟舟舟舟舟舟舟舟舟舟舟舟舟舟舟舟舟舟舟舟舟舟舟舟舟
舟舟舟舟舟舟舟舟舟舟舟舟舟舟舟舟舟舟舟舟舟舟舟舟舟舟舟舟舟舟舟舟舟舟舟舟舟舟舟舟舟舟舟舟舟舟
舟舟舟舟舟舟舟舟舟舟舟舟舟舟舟舟舟舟舟舟舟舟舟舟舟舟舟舟舟舟舟舟舟舟舟舟舟舟舟舟舟丹舟舟
舟舟舟舟舟舟舟舟舟舟舟舟舟舟舟舟舟舟舟舟舟舟舟舟舟舟舟舟舟舟舟舟舟舟舟舟舟舟舟舟舟舟

    波波波波波                          波波波波波
波波　　　　波波波　　　波波        波波　　　　波波波　　　　波波
    波波波波波                          波波波波波

        波波波波波                          波波波波波
    波波　　　　波波波　　　波波        波波　　　　波波波　　　　波波
        波波波波波                          波波波波波
```

●隣どうしの◯をたした数が、下の◯に入ります。◯にあてはまる数を書きましょう。

1
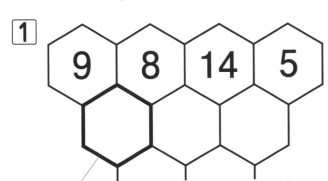

2
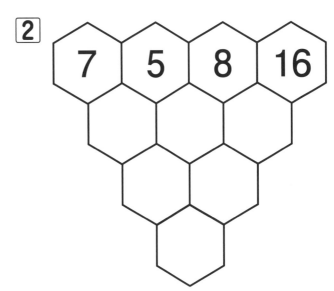

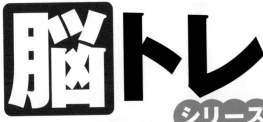

4
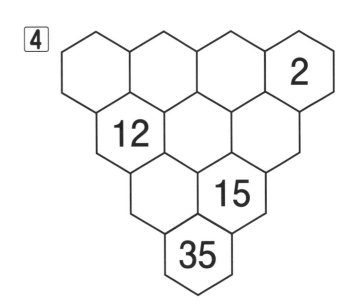

6
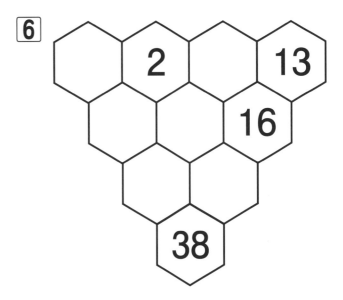

33
日

違う花札

月　　日

🧠UP!!

注意力

時間　　分　　秒

正答数　　／1

→答え ▶ P.75

●次の絵の中に1つだけ違う花札があります。それを探して〇で囲みましょう。

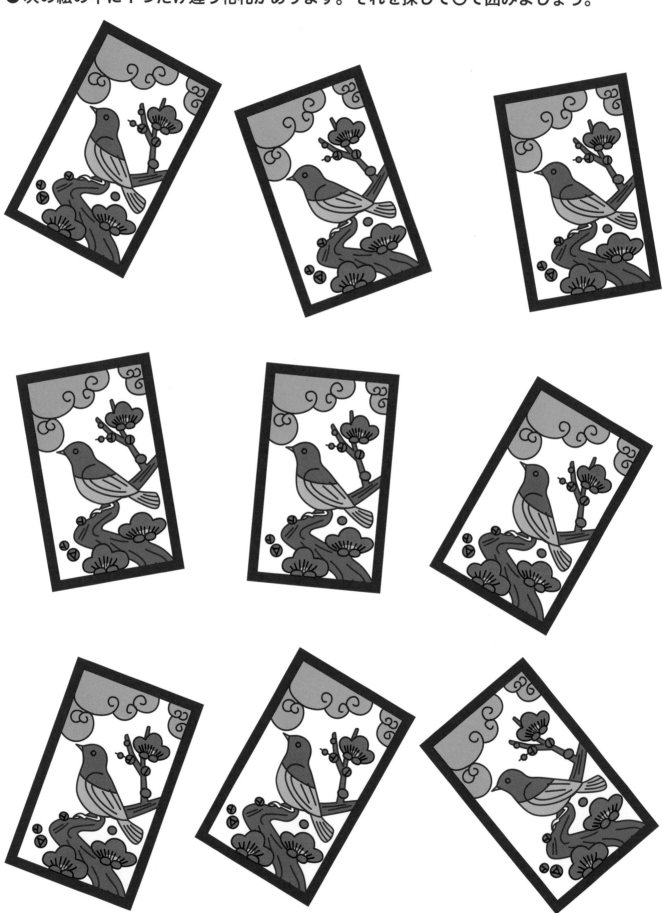

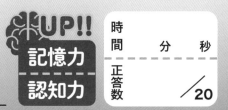

脳UP!!
記憶力
認知力

時間　　分　　秒
正答数　　／20

→答え▶ P.75

● 次の□に合う漢字をリストから選び、熟語を2つつくりましょう。□には同じ音ですが、異なる漢字が入ります。

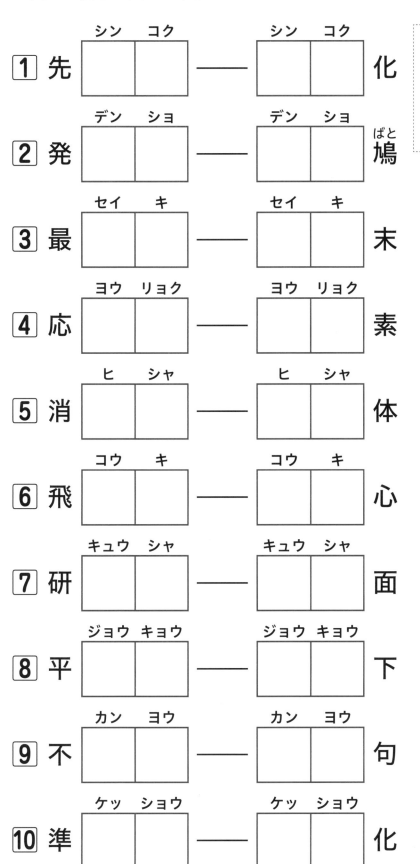

1 先 ┌シン┬コク┐ ── ┌シン┬コク┐化

2 発 ┌デン┬ショ┐ ── ┌デン┬ショ┐鳩（ばと）

3 最 ┌セイ┬キ┐ ── ┌セイ┬キ┐末

4 応 ┌ヨウ┬リョク┐ ── ┌ヨウ┬リョク┐素

5 消 ┌ヒ┬シャ┐ ── ┌ヒ┬シャ┐体

6 飛 ┌コウ┬キ┐ ── ┌コウ┬キ┐心

7 研 ┌キュウ┬シャ┐ ── ┌キュウ┬シャ┐面

8 平 ┌ジョウ┬キョウ┐ ── ┌ジョウ┬キョウ┐下

9 不 ┌カン┬ヨウ┐ ── ┌カン┬ヨウ┐句

10 準 ┌ケツ┬ショウ┐ ── ┌ケツ┬ショウ┐化

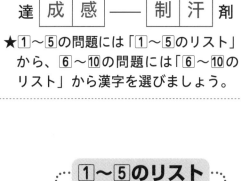

例
達 成 感 ── 制 汗 剤
（セイ カン）（セイ カン）

★ 1〜5の問題には「1〜5のリスト」から、6〜10の問題には「6〜10のリスト」から漢字を選びましょう。

1〜5のリスト

紀	盛	刻
伝	国	緑
用	被	電
進	者	期
所	世	写
力	深	葉
書	費	

6〜10のリスト

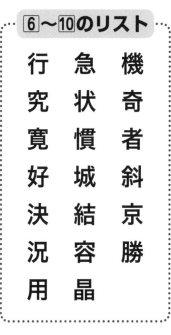

行	急	機
究	状	奇
寛	慣	者
好	城	斜
決	結	京
況	容	勝
用	晶	

ツリーたし算

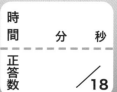

● 線でつながったマスの数どうしをたします。□にあてはまる数を書きましょう。

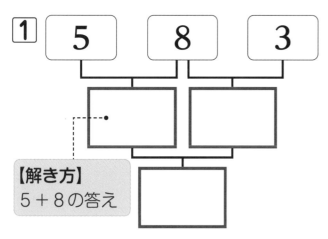

1
5　8　3

【解き方】
5＋8の答え

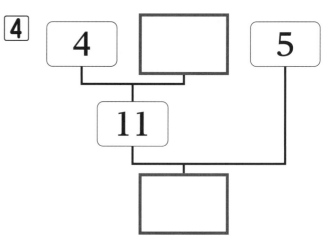

4
4　□　5
11

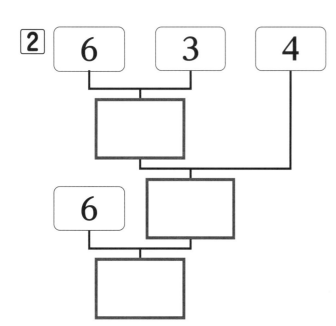

2
6　3　4

6　□

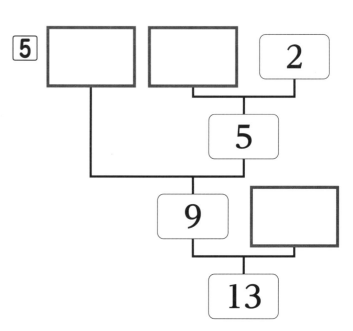

5
□　□　2
5
9　□
13

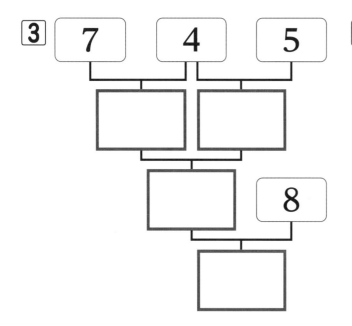

3
7　4　5

□　8

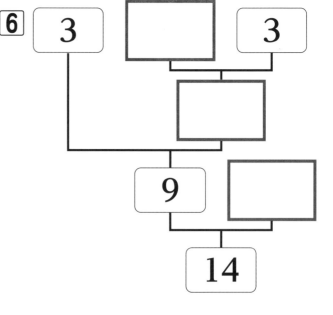

6
3　□　3

9　□
14

間違い探し

月　日

→答え ▶ P.75

UP!!

注意力

時間　　　分　　秒

正答数　　　／6

● 下の絵には6か所、上と異なる部分があります。それを探して〇で囲みましょう。

正

間違い6か所

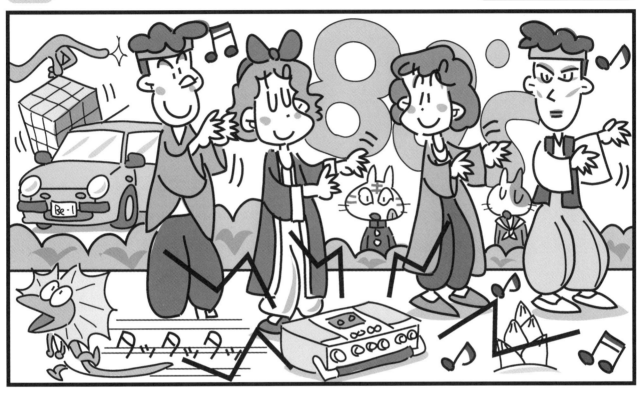

誤

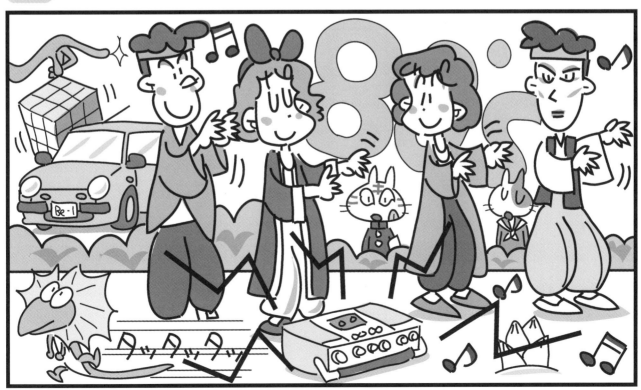

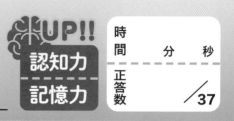
●すでに道順の分かっている迷路です。「無我夢中」からスタートして、リストの熟語をすべて使ってしりとりをしながらゴールまで進みましょう。前の熟語の最後の文字と次の熟語の最初の文字は同じ字になります。最初は「中」から始まる熟語を入れます。

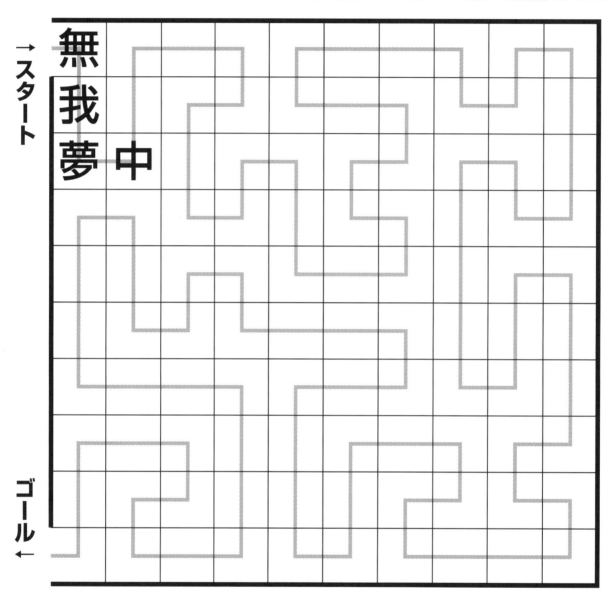

→スタート　無我夢中

ゴール←

リスト

●3文字
一軒家　新入生　試運転
会話文　心配事　倒置法
学校長　水面下　生意気
下剋上　代表作　文庫本
向学心　中心部　名人戦

●4文字
家内安全　事業所得　長者番付　付和雷同
気宇壮大　上昇志向　転居通知　法治国家
議事進行　戦国時代　同姓同名　本末転倒
行雲流水　全国大会　得意満面　面目一新
合格圏内　大学入試　内地留学
作戦会議　知行合一　部分集合

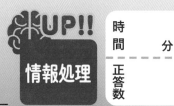
情報処理

時間　　分　秒
正答数　／36

→答え▶ P.76

●隣どうしの⬡をたした数が、下の⬡に入ります。⬡にあてはまる数を書きましょう。

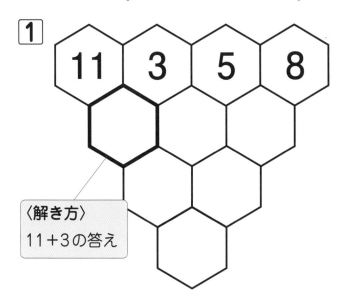

〈解き方〉
11＋3の答え

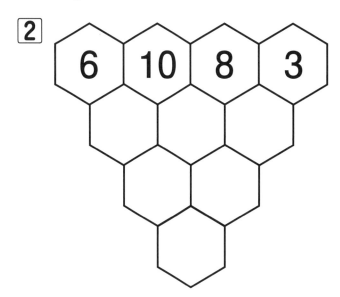

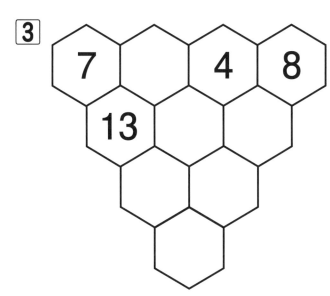

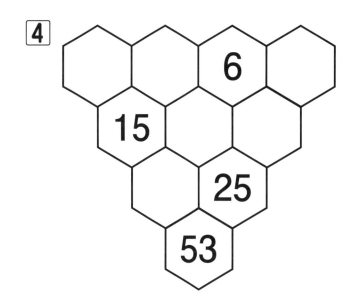

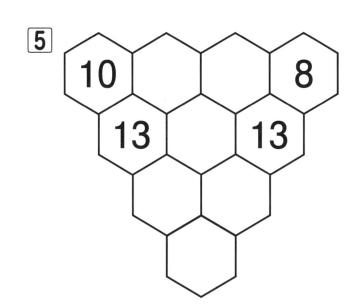

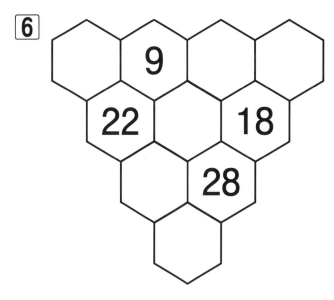

39日 漢字の書きとり

月　日

記憶力　認知力

UP!!

→答え▶ P.76

時間　　分　秒

正答数　／20

● ──部の言葉を漢字と送りがなで書きましょう。

1 けわしい 表情。（　）

2 信じがたい 事件。（　）

3 祖先をうやまう。（　）

4 あざやかな色。（　）

5 口をとざす。（　）

6 子をさずかる。（　）

7 身のちぢむ思い。（　）

8 勇気をふるう。（　）

9 ことなる見解。（　）

10 駒をならべる。（　）

11 欠点をおぎなう。（　）

12 眼鏡がよごれる。（　）

13 体がふるえる。（　）

14 目をそむける。（　）

15 犬をつれる。（　）

16 切手をあつめる。（　）

17 きびしい 口調。（　）

18 心やさしい人。（　）

19 心がやわらぐ。（　）

20 ただちに行う。（　）

数字絵

月　日

UP!!

注意力

時間　　分　秒

正答数　　／8

●下の絵には、上と違っている数字があります。探して〇をつけましょう。

正

間違い8か所

誤

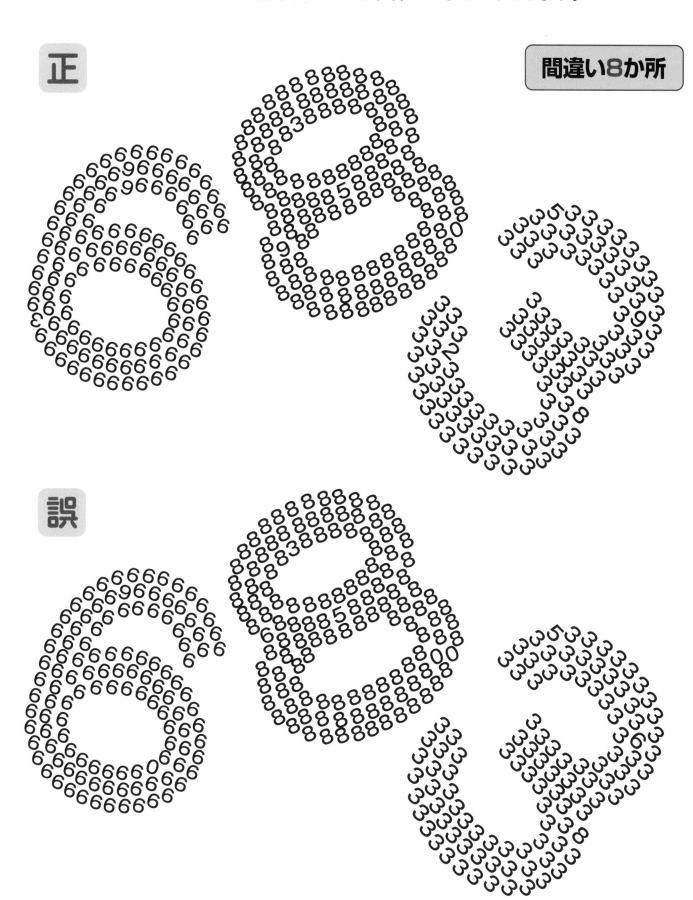

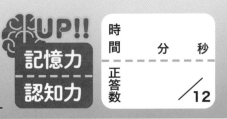

→答え▶ P.76

時間　　分　秒

正答数　／12

●漢字のパーツを組み合わせて、漢字を1字つくりましょう。

1　合　欠　ハ　→　□

2　東　木　門　→　□

3　士　心　言　→　□

4　口　耳　王　→　□

5　糸　月　口　→　□

6　口　貝　力　→　□

7　一　田　口　ネ　→　□

8　木　豆　十　寸　→　□

9　十　月　日　十　→　□

10　日　心　立　忄　→　□

11　石　木　木　广　→　□

12　一　木　ソ　彡　→　□

48

● 絵がばらばらのピースになりました。上の絵と違うピースはどれですか。
　A〜Hから1つ選んで、記号を答えましょう。

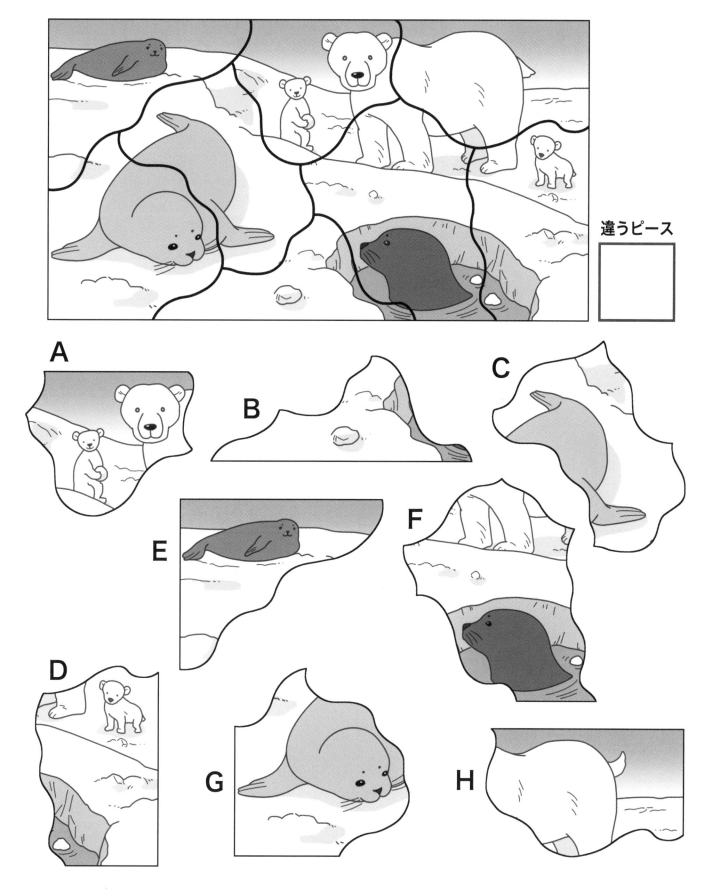

違うピース

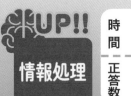

UP!!
情報処理

時間　　分　秒
正答数　　／36

→答え ▶ P.76

●隣どうしの⬡をたした数が、下の⬡に入ります。⬡にあてはまる数を書きましょう。

1
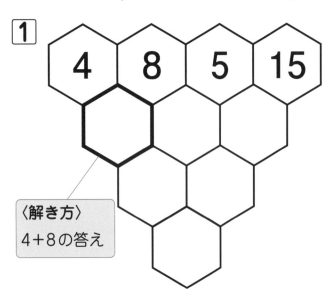

〈解き方〉
4＋8の答え

2
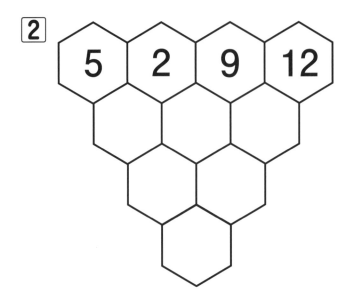

3
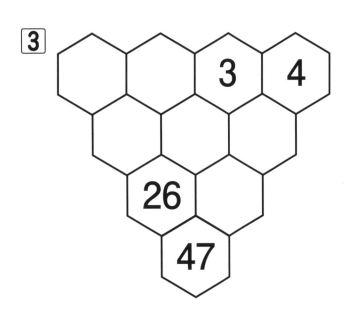

4
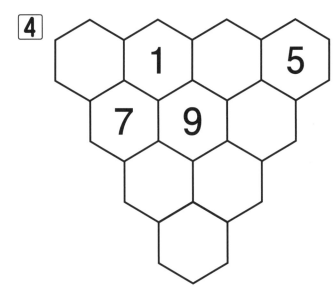

5
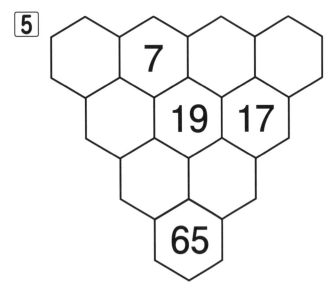

6
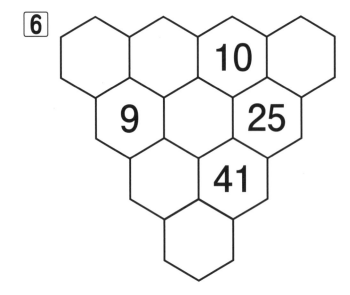

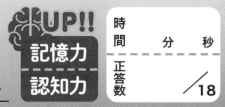

→答え ▶ P.77

記憶力　認知力

時間　　分　秒
正答数　　／18

●□にあてはまる漢字をリストから選んで書きましょう。

1 行〔ゆくえ〕□

2 □〔こがね〕金

3 □〔おうぎ〕義

4 意□〔いくじ〕地

5 観□〔かんのん〕

6 □〔でし〕子

7 音□〔おんど〕

8 □〔りちぎ〕儀

9 象□〔ぞうげ〕

1〜9のリスト　頭　奥　弟　音　黄　気　牙　方　律

10 □〔がてん〕点

11 □〔へた〕手

12 □〔こわいろ〕色

13 機□〔きげん〕

14 弥□〔やよい〕

15 太□〔たち〕

16 野□〔のらねこ〕猫

17 □〔つまさき〕先

18 情□〔じょうちょ〕

10〜18のリスト　合　生　刀　嫌　声　下　緒　爪　良

51

仲間はずれ

月　日

→答え▶ P.77

UP!!

注意力

時間　分　秒

正答数　／2

●他の絵と違う羽子板とコマを1つずつ見つけましょう。

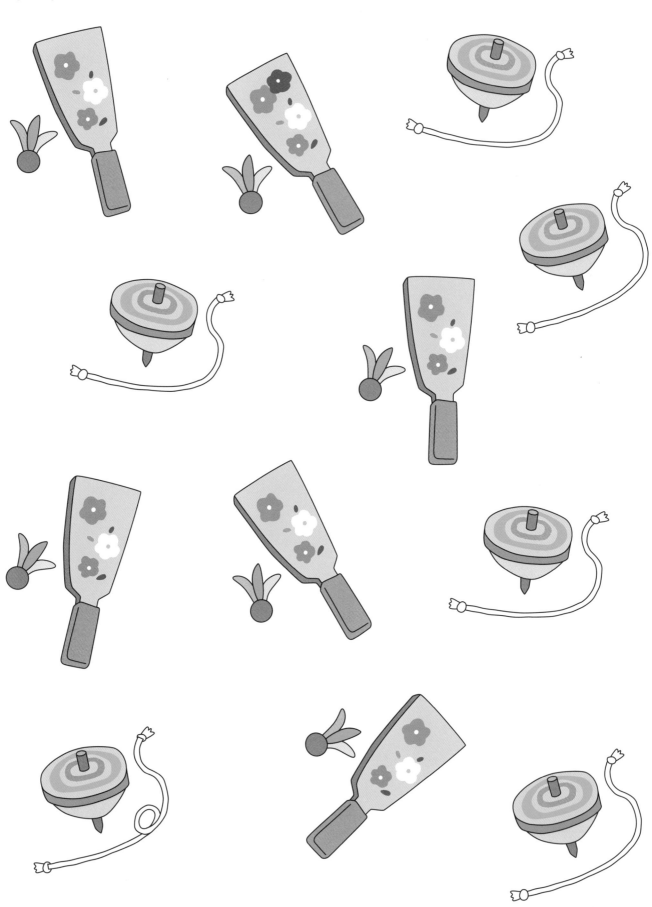

→答え ▶ P.77

情報処理 UP!!

時間　　分　秒
正答数　／30

●縦・横・斜めにたした数の合計が 15 になるように、□にあてはまる数を書きましょう。

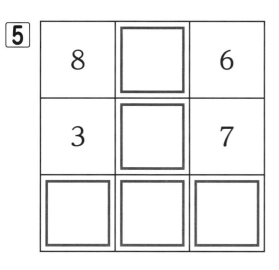

各列の合計15のとき

解き方
Aは縦を見て、1＋9＝10　15－10＝5
Bは横を見て、4＋9＝13　15－13＝2
2つの数字が書かれている列に注目して、数字を入れていきましょう。

1

6	7	
		9
8		

2

8		
3		7
	9	

3

6		8
	5	3

4

8		
	5	9
6		

5

8		6
3		7

6

	3	
		1
2	7	

53

●マス目にある漢字のパーツから元の字を推測し、リストの熟語をタテ（↑↓）ヨコ（←→）ナナメ（↗↙↖↘）に入れましょう。

※熟語は一直線に入っていますが、右から左、下から上へ読む場合があります。

リスト

意地悪	極彩色	超特急	両極端	時機到来	用意周到
異端児	地団駄	出不精	以下同文	縦横無尽	
色眼鏡	出世頭	武勇伝	以心伝心	千客万来	
外交官	順不同	無神経	空前絶後	専売特許	
紀元前	専門書	無駄足	経験不足	文武両道	
客商売	駄目元	横文字	交響楽団	門外不出	

48日 数字絵

月　日

→答え ▶ P.77

UP!!
注意力

時間　　分　秒
正答数　／10

●「アリ」の数字絵です。下の絵には、上と違っている数字があります。探して○をつけましょう。

正

間違い10か所

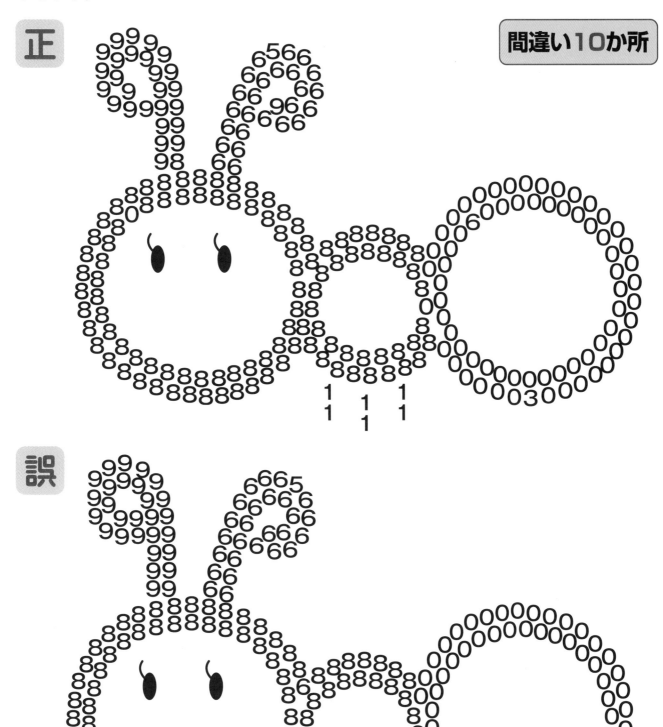

誤

●リストの漢字を使って時計回りに熟語のしりとりを完成させましょう。熟語の最後の漢字と次の熟語の最初の漢字が重複する部分は二重マス□になっています。

→スタート

才	□	兼	□	長	□	□	水	□	身
□	能	□	給	□	所	□	□	顔	□
典	記	□	□	光	□	□	食	□	□
□	□	□	□	□	□	数	□	□	寒
稽	□	面	□	□	□	□	□	面	□
□	□	□	□	□	勝	手	□	□
□	承	□	□	業	□	□	千	血
論	□	三	□	□	期	□	□
□	□	念	□	界	□	身	□	方
会	□	作	□	械	□	□	指

リスト

安	意	衣	一	家	歌	漢	器	起	議	芸
結	決	古	向	婚	酸	四	示	時	事	疾
写	住	出	出	尚	色	真	世	戦	全	楚
走	操	早	足	多	体	宅	炭	朝	低	転
頭	当	得	内	日	熱	念	発	備	百	負
平	暮	目	与	浴	立	留	両	力	力	

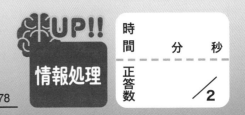
●イラストを見て、合計額を答えましょう。メモして計算しても OK です。

1

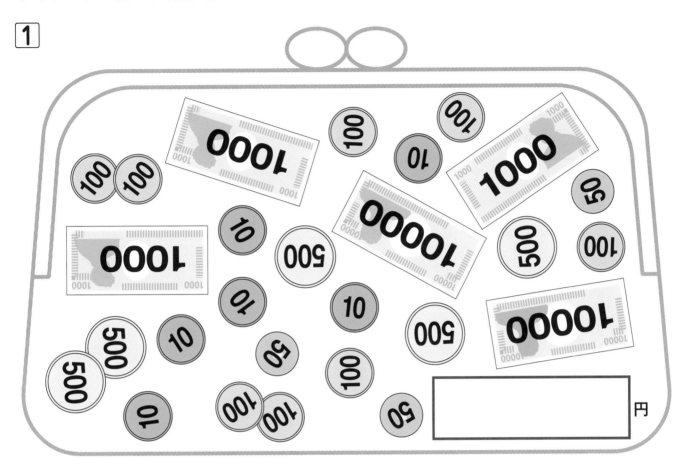

円

2

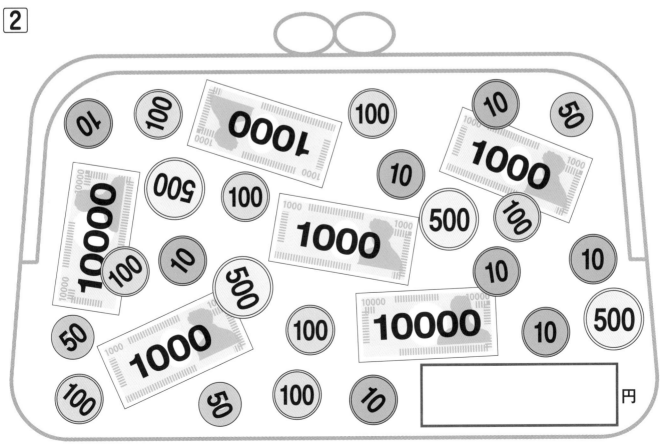

円

クロスワード

UP!!
記憶力
認知力

時間　　分　　秒

正答数　　／47

→答え▶ P.78

●タテ、ヨコのヒントの表す言葉を、カタカナでマス目に書き入れましょう。
　その後、AからGの文字をつなげて、ことわざを作りましょう。

1	2		3	■	4		5	6	
7 [A]		■	8	9		■	10	[E]	■
11		12	■	13		14	■	15	16
	■	17		[G]	■	18	19		
■	20		■	21	22		■	■	
23	[C]		24	■	25	26	[D]	27	■
28		■	29	30			■	31	32
■	33	34	■		■	35	36	■	
37	■	38		39 [B]	■	40			
41		[F]	■	42				■	

解答欄

A	B	C	D	E	F	G

タテのヒント

1 東京・上野公園に銅像がある、明治維新の英雄「○○○○隆盛」

2 細かい作業が得意。「彼は手先が○○○だ」

3 桃太郎のおとも。日本の国鳥です

4 「暗示」の読みは○○○

5 銀行などにお金を預けるとつくもの

6 まぶたを閉じたり開いたり

9 サンバで有名な南アメリカ最大の国

12 駅で切符のチェックを行う出入り口

14 山より低く、平地より高い

16 アフリカの草原にすむ首の長い動物

19 英語でいえば「コミック」。今、日本のこれが欧米などで大人気とか

20 梅雨どきの代表的な植物。花の色が変わることから、別名は「七変化」

22 一万円札を光にあてると見えてきます。お札の真ん中部分

23 歩くときの助けになる細長い棒

24 針葉樹の一種。竹や梅より上

26 南に進むこと。反対語は「北上」

27 布団の中に入っている

30 江戸幕府の第三代将軍は徳川家光。「家光」の読みは？

32 鉛筆とセットの文房具。書き間違えたときにないと困るかも

34 めしとか食事の丁寧ないい方。「○○○ですよ」

36 固体→液体→「○○○」

37 十本の足をもつ軟体動物。漢字で書くと「烏賊」

39 これも積もると山になる

ヨコのヒント

1 将来とか行く末のこと。「景気の○○○○が不安ですね」

4 当然。ごくふつうのこと

7 愛媛県の旧国名「伊予」の読みは？

8 その人自身。「○○○のことは○○○です る」

10 桃太郎のおじいさんが山で刈る

11 贅沢で派手。「デラックス」

13 音声だけの番組。車で○○○を聞く

15 冷たいこれに打たれて修行する人も

17 わが家への路

18 前足がのこぎりのような形の虫

20 英語でモーニング

21 「ただ今、○○にしております。ご用件のある方は……」

23 合うべきはずの物事の筋道や道理。「○○○○が合わない」

25 県庁所在地が横浜市にある県

28 飼っている生き物などに与える食物。「小鳥の○○」

29 書き終えた手紙に追加文があるときは、まずこう書いてから

31 かぐや姫はこの中から生まれた

33 盤上に白石と黒石を並べて陣取りする、中国伝来のゲーム

35 生でも鍋物でもフライにしてもおいしい二枚貝の仲間。「牡蠣」の読みは？

38 歌舞伎劇場で、客席を縦断する細長い通路。俳優が出入りし演技もする

40 ニワトリのこれを使った料理は、和でも洋でも朝食の定番

41 ちょっとだけ寝ること。昼寝もこれ

42 英語でいうと「バランス」

●次の□に合う漢字をリストから選び、熟語を２つつくりましょう。□には同じ音ですが、異なる漢字が入ります。

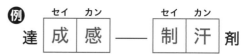

例
達 成 感 ── 制 汗 剤
（セイ カン ── セイ カン）

★①〜⑤の問題には「①〜⑤のリスト」から、⑥〜⑩の問題には「⑥〜⑩のリスト」から漢字を選びましょう。

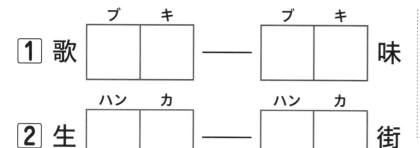

① 歌 □□（ブ キ）── □□味（ブ キ）

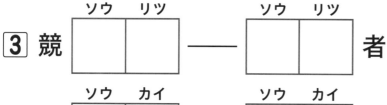

② 生 □□（ハン カ）── □□街（ハン カ）

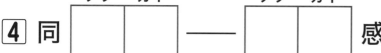

③ 競 □□（ソウ リツ）── □□者（ソウ リツ）

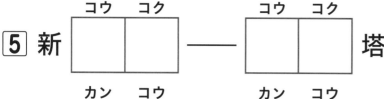

④ 同 □□（ソウ カイ）── □□感（ソウ カイ）

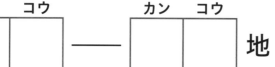

⑤ 新 □□（コウ コク）── □□塔（コウ コク）

⑥ 一 □□（カン コウ）── □□地（カン コウ）

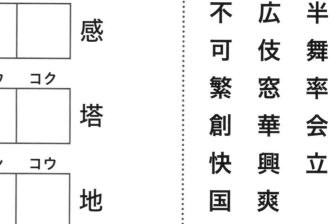

①〜⑤のリスト

争　気　告
不　広　半
可　伎　率
繁　窓　会
創　華　立
快　興
国　爽

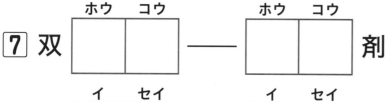

⑦ 双 □□（ホウ コウ）── □□剤（ホウ コウ）

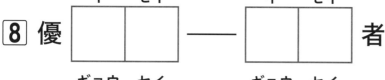

⑧ 優 □□（イ セイ）── □□者（イ セイ）

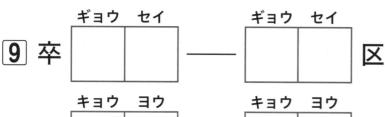

⑨ 卒 □□（ギョウ セイ）── □□区（ギョウ セイ）

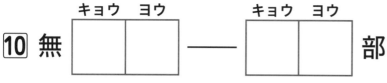

⑩ 無 □□（キョウ ヨウ）── □□部（キョウ ヨウ）

⑥〜⑩のリスト

芳　観　位
光　性　向
方　共　業
生　為　校
行　教　貫
養　用　政
政　香

53日 数字絵

月　日

→答え▶ P.78

UP!!
注意力

時間　　分　秒
正答数　／9

●「ブタ」の数字絵です。下の絵には、上と違っている数字があります。探して○をつけましょう。

間違い9か所

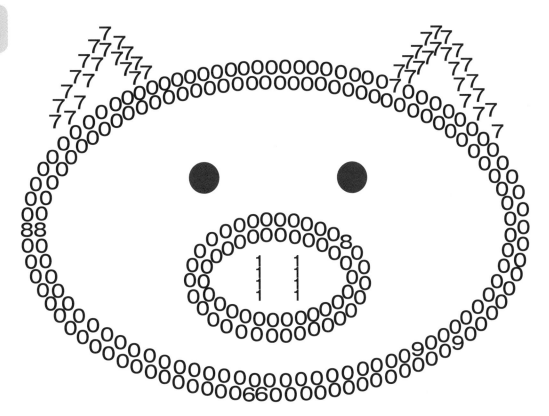

正

誤

61

●隣どうしの◯をたした数が、下の◯に入ります。◯にあてはまる数を書きましょう。

1

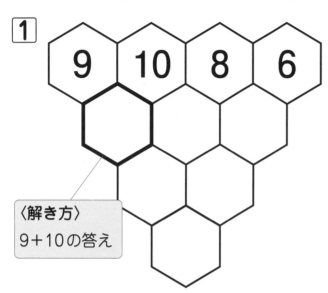

〈解き方〉
9+10の答え

2

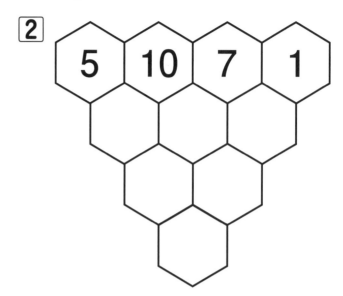

3

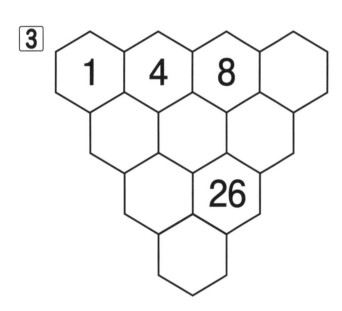

4

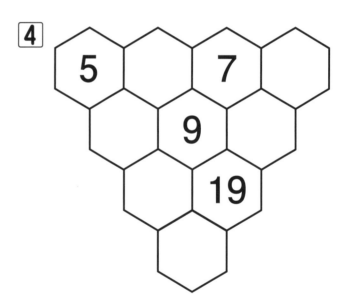

5

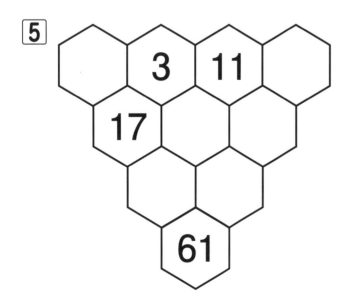

6

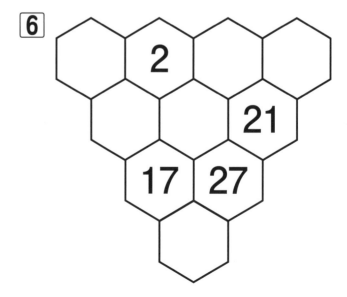

62

●マスにリストの2文字を入れて、四字熟語を完成させましょう。

1 本末 [てん][とう]

2 意味 [しん][ちょう]

3 [い][き] 衝天

4 [う][い] 転変

5 [よう][し] 端麗

6 直情 [けい][こう]

7 同床 [い][む]

8 [ほう][ふく] 絶倒

9 [さい][しょく] 兼備

10 [し][よう] 末節

11 [だい][どう] 団結

12 千客 [ばん][らい]

13 [おん][こ] 知新

14 牛飲 [ば][しょく]

15 [び][じ] 麗句

16 当意 [そく][みょう]

17 [いち][もう] 打尽

18 四通 [はっ][たつ]

19 公序 [りょう][ぞく]

20 [きん][か] 玉条

21 [じん][せき] 未踏

22 優柔 [ふ][だん]

23 故事 [らい][れき]

24 [しん][しょう] 必罰

リスト

抱腹　人跡　信賞　容姿　一網　有為　枝葉　来歴

万来　異夢　大同　不断　転倒　八達　即妙　才色

金科　径行　美辞　意気　温故　馬食　深長　良俗

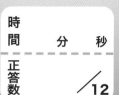

UP!!

情報処理

時間　分　秒

正答数 ／12

→答え▶ P.79

●下の時計を見て答えましょう。

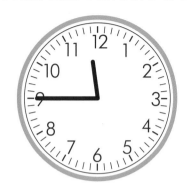

10 時間 25 分後は | 時　　　　分 |

5 時間 50 分前は | 時　　　　分 |

●時間の筆算です。〇時間〇分と答えましょう。

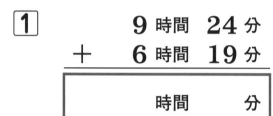

1
```
    9 時間  24 分
 ＋  6 時間  19 分
```
| 時間　　　　分 |

2
```
   18 時間  42 分
 ＋ 18 時間   8 分
```
| 時間　　　　分 |

3
```
   11 時間  52 分
 － 10 時間  44 分
```
| 時間　　　　分 |

4
```
   18 時間  38 分
 － 11 時間  11 分
```
| 時間　　　　分 |

5
```
    4 時間  38 分
 ＋ 19 時間  52 分
```
| 時間　　　　分 |

6
```
    5 時間   4 分
 －  3 時間  14 分
```
| 時間　　　　分 |

7
```
   11 時間  18 分
 －  1 時間  25 分
```
| 時間　　　　分 |

8
```
   10 時間  22 分
 ＋ 17 時間  44 分
```
| 時間　　　　分 |

9
```
   11 時間  44 分
 －  4 時間  51 分
```
| 時間　　　　分 |

10
```
    3 時間  25 分
 ＋  8 時間  35 分
```
| 時間　　　　分 |

57 日 間違い探し

月　日

→答え ▶ P.79

● 下の絵には8か所、上と異なる部分があります。それを探して〇で囲みましょう。

正　　　　　　　　　　　　　　間違い8か所

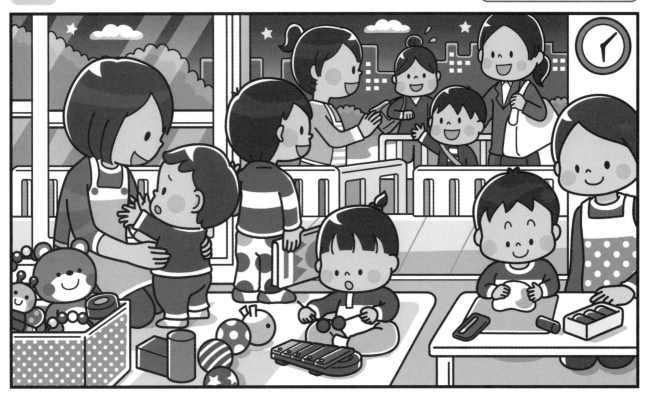

誤

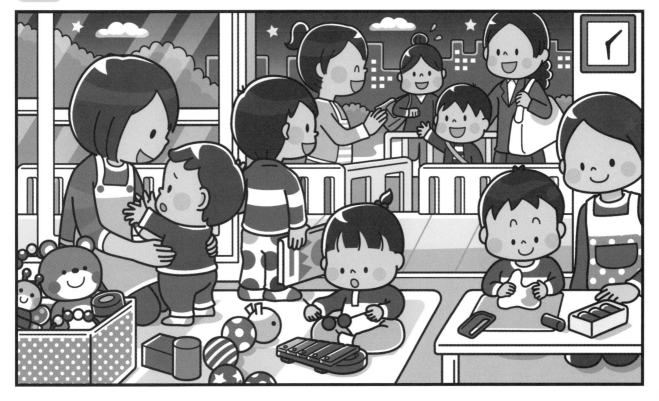

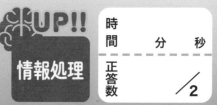

UP!!
情報処理

時間　　分　　秒
正答数　／2

→答え ▶ P.79

●イラストを見て、合計額を答えましょう。メモして計算しても OK です。

1

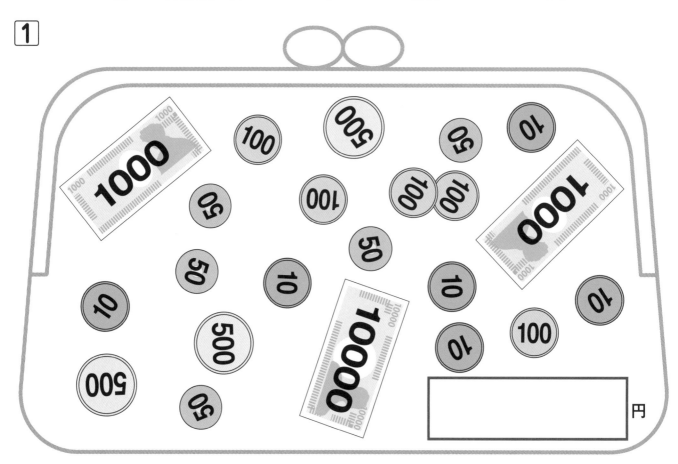

円

2

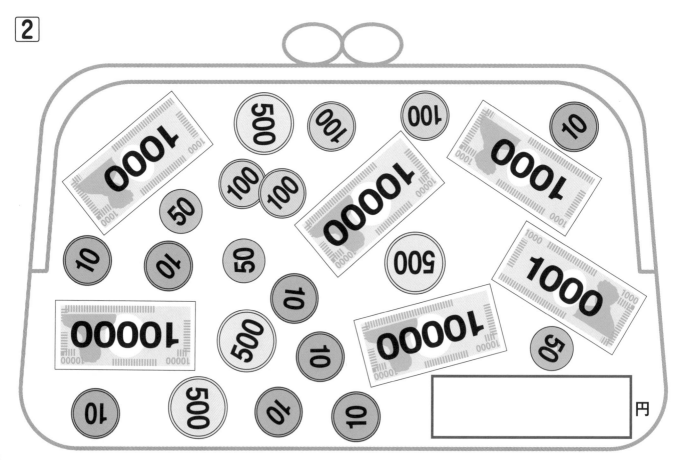

円

間違い探し

注意力

時間　　分　秒

正答数　　／9

→答え▶ P.79

●下の絵には９か所、上と異なる部分があります。それを探して○で囲みましょう。

正

間違い9か所

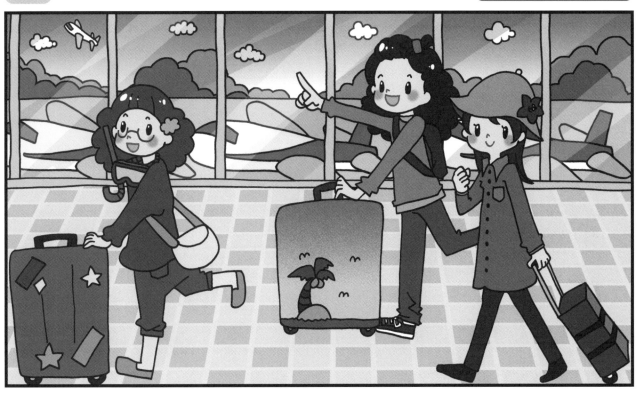

誤

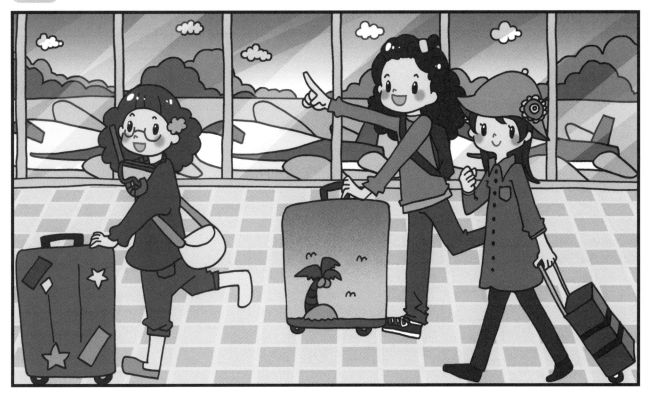

60日 クロスワード

月　日

UP!!
記憶力
認知力

→答え▶ P.79

時間　　分　秒
正答数　／47

●タテ、ヨコのヒントの表す言葉を、ひらがなでマス目に書き入れましょう。
その後、AからGの文字をつなげて、四字熟語を作りましょう。

1		2		■	3		4		5		■	6
		■	7	8	□G		■	9			10	
11	12		■	13		14		■	15□F			
16	□E	17		■	18				■			
■	19			■	20			■	21	22		■
23		■	24				25		■	26	27	
28	29		□C	■		■	30□D	31				
32		■	33		34		■			■		
■	35	36		■	37	38			39□A		■	
40	□B		■	41			■		42			

※音引き「ー」は「かー」ではなく「かあ」と入れましょう。

解答欄

A	B	C	D	E	F	G

タテのヒント

1 芭蕉の俳句で蛙が飛び込むところ
2 中国からつがいを譲られ、佐渡で繁殖に成功した国際保護鳥
3 エンゼル。神の使者
4 忙しいときに手を借りたい動物
5 室内装飾
6 室町時代末期にポルトガルの宣教師が長崎に持ち込んだといわれる菓子
8 「介護○○○」「生命○○○」「社会○○○庁」
10 じゃんけんで「ぐう」に勝ち「ちょき」に負けるもの
12 封書を送るときはこれを忘れずに
14 「いつまで泣いてるの、ほんとに○○○○のない子ね」
17 糸こんにゃくのさらに細く白いもの。すき焼きのおともです
20 真言宗の祖。死後の名は「弘法大師」
22 商人が定期的に集まって物を売買するところ。「魚○○○」
23 目の上に横に生えている毛
25 ふたつ揃ってひと組です
27 端午の節句で食べる餅は、これの葉で包んだもの
29 旅客や貨物の運送料金
31 有名人がサインを書く正方形の厚紙
33 「一都一道二府四十三○○」
34 首都はベルリン。ビールとソーセージなども有名な国
36 恥ずかしいとき入りたくなるところ
38 米の澱粉などから作った接着剤
39 二枚あったり、肥えたり、巻いたりする体の器官

ヨコのヒント

1 山頂の反対。山の下のほう
3 礼儀正しく親切なこと。「○○○○なあいさつ」
7 物事が成り立つおおもとになるもの
9 円などを描く二本足の製図道具
11 寒いときに吐くと白くなる
13 山や海など自然を中心とした眺め。「いい○○○だなあ」
15 ケガをして、病院で医師のこれを受けました
16 何かをするために、はっきり考えを決めること
18 「最短○○○」「長○○○選手」
19 仏をまつり僧侶や尼僧が修行する場所
20 これの葉は蚕のエサ
21 青より濃い
24 会議で物事を決めるとき、賛成者の多いほうを採用すること
26 地面の下を走る。○○鉄
28 恐れずに物事に立ち向かう気力
30 用心深い人はこれを叩いて渡る
32 弓やギターなどに共通してあるもの
33 イギリスの旧グリニッジ天文台があった場所が０度。反対語は「緯度」
35 国や社会の決まりが守られ平和なこと。日本はこれがいいといわれます
37 十二支の一番最後の動物。ブタの原種です
40 工具の一種で、木材の表面を削って滑らかにする
41 「○○○○囃子」「祇園○○○」
42 手品師の口上は「○○も仕掛けもありません」

1日

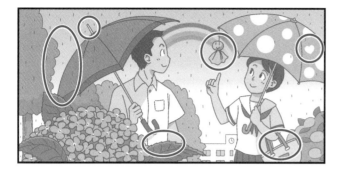

3日

① 4730円 ② 33500円

4日

① 春夏秋冬　② 喜怒哀楽
③ 一長一短　④ 完全無欠
⑤ 取捨選択　⑥ 刻苦勉励
⑦ 有言実行　⑧ 風光明媚
⑨ 一念発起　⑩ 新進気鋭
⑪ 博学多才　⑫ 南船北馬

6日

① とうしょらん　② ていしょく
③ かんるい　④ こだい
⑤ ばちあ　⑥ ばっきん
⑦ はてんこう　⑧ にゅうわ
⑨ しっぴつ　⑩ てんぷ
⑪ えしゃく　⑫ いはん
⑬ ゆ　⑭ い　⑮ れんらく
⑯ さいふ　⑰ こんわく
⑱ たんねん　⑲ きてれつ
⑳ ごちそう

2日

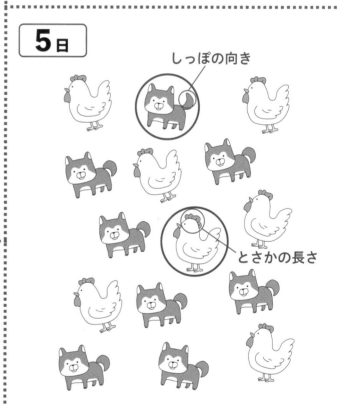

残った文字　ふらみんご

5日

しっぽの向き

とさかの長さ

7日

C

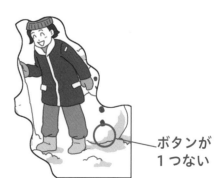

ボタンが
1つない

70

8日

ミ	ル	ク	■	シ	オ
ド	■	マ	ナ	ー	■
リ	ク	■	イ	ン	ド
■	テ	ス	ト	■	ウ
レ	ン	ズ	■	パ	ア
ジ	■	メ	レ	ン	ゲ

9日

1 鳴　　2 灰　　3 晴
4 忍　　5 名　　6 練
7 豊　　8 貸　　9 勇
10 夜　　11 努　　12 照

10日

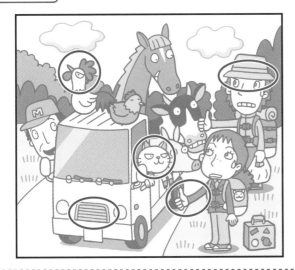

11日

2 時間 35 分後は　11 時 40 分
4 時間 20 分前は　4 時 45 分

1　16 時間 15 分 ＋ 15 時間 20 分 ＝ 31 時間 35 分
2　13 時間 14 分 ＋ 9 時間 40 分 ＝ 22 時間 54 分
3　7 時間 34 分 － 5 時間 30 分 ＝ 2 時間 4 分
4　7 時間 59 分 － 6 時間 52 分 ＝ 1 時間 7 分
5　17 時間 50 分 ＋ 13 時間 29 分 ＝ 31 時間 19 分
6　10 時間 33 分 － 1 時間 21 分 ＝ 9 時間 12 分
7　13 時間 17 分 － 10 時間 58 分 ＝ 2 時間 19 分
8　18 時間 55 分 ＋ 19 時間 41 分 ＝ 38 時間 36 分
9　16 時間 8 分 － 7 時間 57 分 ＝ 8 時間 11 分
10　19 時間 17 分 ＋ 1 時間 11 分 ＝ 20 時間 28 分

12日

羽の模様

13日

イ	ン	タ	ス	キ	ベ	ズ	ウ
ン	ア	ス	ペ	イ	ン	ナ	ス
ド	エ	リ	ド	ギ	イ	ジ	リ
ネ	ネ	ン	ラ	シ	リ	ル	ギ
シ	イ	パ	エ	ト	ー	シ	イ
ア	プ	リ	ー	マ	ス	リ	ヤ
リ	ア	タ	ニ	ル	マ	ー	ト
チ	イ	ア	ス	ン	ラ	フ	オ

残った文字　エジプト

14日

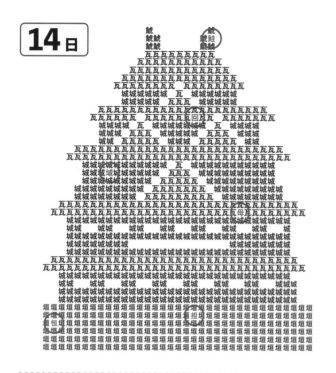

16日

1 豆	2 邪	3 方
4 鏡	5 除	6 七
7 読	8 迷	9 雨
10 石	11 紅	12 納
13 果	14 凹	15 生
16 母	17 切	18 手

18日

千	海	四	通	八	達	当	千	会	一
山	■	千	思	人	二	騎	再	四	期
千	十	考	万	三	経	一	三	再	一
一	年	三	寒	脚	五	書	七	唯	■
日	一	挙	四	温	■	四	転	一	無
様	三	一	動	百	一	週	八	倒	二
三	者	首	一	人	載	一	進	一	退
八	字	千	金	二	千	十	笑	止	千
面	一	文	三	束	三	中	五	臓	万
六	臂	■	無	二	無	八	九	六	腑

15日　左→右、上→下の順

1 5、7、12　　2 6、11、17
3 15、21、24　4 4、10
5 6、11、19、8
6 11、18、6

17日

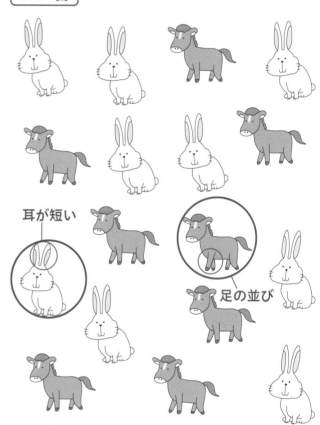

耳が短い

足の並び

19日

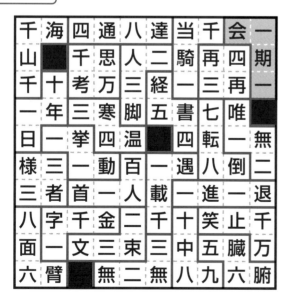

20日

1
4	3	8
9	5	1
2	7	6

2
2	7	6
9	5	1
4	3	8

3
6	1	8
7	5	3
2	9	4

4
4	9	2
3	5	7
8	1	6

5
2	9	4
7	5	3
6	1	8

6
2	7	6
9	5	1
4	3	8

21日

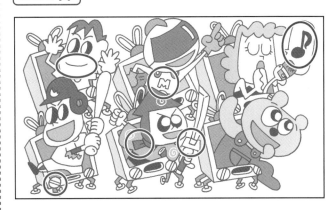

22日

大	安	吉	日	得	意	満	面
根	穏	剛	内	柔	外	満	広
無	無	美	起	聖	色	信	大
実	事	死	一	喜	人	自	無
事	回	期	百	索	怒	君	辺
生	一	発	辞	鬼	模	哀	子
会	百	連	日	連	夜	中	楽
中	麗	句	不	易	流	行	暗

できた四字熟語　美辞麗句

23日

1
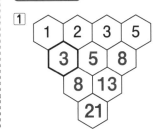

2
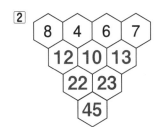

3
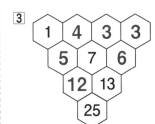

4
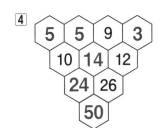

5
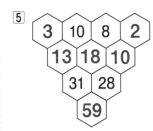

6
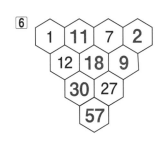

24日

1 程	2 担	3 軽
4 盟	5 総	6 導
7 替	8 枠	9 倍
10 強	11 桑	12 神

25日

1 大器晩成	2 三位一体
3 聖人君子	4 前途有望
5 和洋折衷	6 用意周到
7 変幻自在	8 唯一無二
9 大胆不敵	10 津々浦々
11 一刻千金	12 拍手喝采

26日

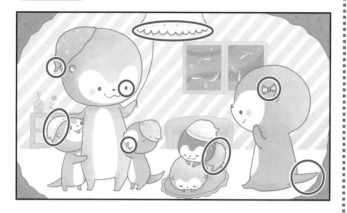

28日

→スタート								
携	帯	電	話	半	分	別	収	集	団
裏	一	体	験	談	論	風	発	明	生
表	加	物	見	遊	山	吹	色	王	活
績	添	中	海	原	稿	用	素	座	躍
成	品	地	休	日	進	紙	人	決	動
構	食	心	定	歩	月	粘	目	定	感
族	給	見	鑑	跡	筆	土	玉	戦	想
家	校	夢	正	方	行	品	商	国	文
画	学	古	考	選	百	水	名	大	法
漫	爛	真	天	頂	有	所	務	事	律

30日

線	口	唯	一	二	一	角	形	物	一
味	機	一	無	二	二	正	三	■	人
三	髪	危	等	線	択	者	脚	三	同
鳥	■	三	分	即	発	触	三	人	二
一	角	定	貫	首	一	者	様	人	者
二	石	規	一	尾	満	三	一	第	三
手	間	始	一	日	場	■	一	景	本
二	終	部	主	三	一	瞭	目	日	憂
度	無	二	■	坊	致	然	文	一	一
無	三	進	一	一	退	二	束	三	喜

27日

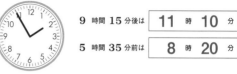

9 時間 15 分後は　11 時 10 分

5 時間 35 分前は　8 時 20 分

1	2 時間 30 分 + 8 時間 27 分 10 時間 57 分	2	11 時間 12 分 + 1 時間 40 分 12 時間 52 分
3	3 時間 37 分 − 2 時間 6 分 1 時間 31 分	4	17 時間 47 分 − 14 時間 38 分 3 時間 9 分
5	18 時間 19 分 + 2 時間 34 分 20 時間 53 分	6	17 時間 5 分 − 10 時間 55 分 6 時間 10 分
7	12 時間 55 分 − 1 時間 51 分 11 時間 4 分	8	2 時間 55 分 + 2 時間 44 分 5 時間 39 分
9	17 時間 28 分 − 4 時間 33 分 12 時間 55 分	10	12 時間 59 分 + 7 時間 53 分 20 時間 52 分

29日

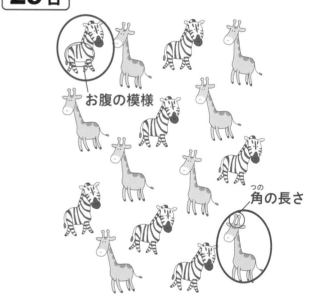

お腹の模様

角の長さ

31日

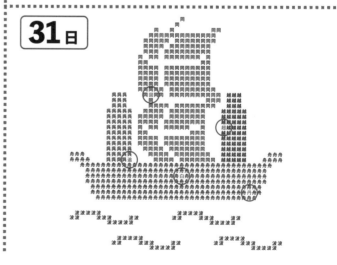

32日

1
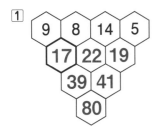

	9	8	14	5
17	22	19
39	41
80

2
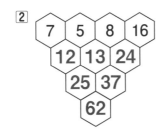

7	5	8	16
12	13	24
25	37
62

3
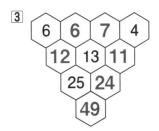

6	6	7	4
12	13	11
25	24
49

4
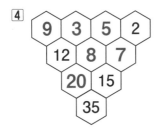

9	3	5	2
12	8	7
20	15
35

5
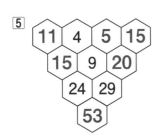

11	4	5	15
15	9	20
24	29
53

6
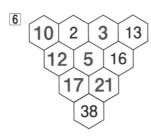

10	2	3	13
12	5	16
17	21
38

33日

つぼみがない

34日

1 (先)進国ー深刻(化)　2 (発)電所ー伝書(鳩)

3 (最)盛期ー世紀(末)　4 (応)用力ー葉緑(素)

5 (消)費者ー被写(体)　6 (飛)行機ー好奇(心)

7 (研)究者ー急斜(面)　8 (平)城京ー状況(下)

9 (不)寛容ー慣用(句)　10 (準)決勝ー結晶(化)

36日

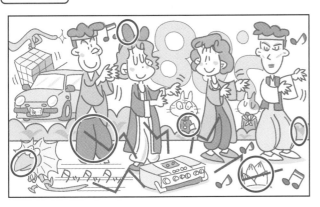

35日 左→右、上→下の順

1 13、11、24　　2 9、13、19

3 11、9、20、28　　4 7、16

5 4、3、4　　　　6 3、6、5

37日

無	部	分	集	人	戦	国	時	作	戦
我	心	格	合	名	同	姓	代	表	会
夢	中	圏	留	学	雷	同	雲	行	議
家	軒	内	地	校	和	付	流	進	事
内	一	知	通	長	者	番	水	昇	志
安	合	行	居	転	運	試	面	上	向
全	国	大	会	大	学	入	下	剋	学
治	法	置	話	壮	入	新	一	配	心
国	転	倒	文	宇	生	面	目	事	業
家	末	本	庫	気	意	満	意	得	所

38日

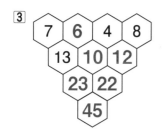

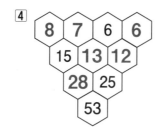

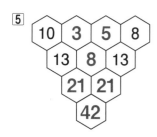

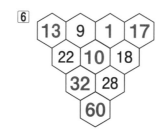

5
```
10  3  5  8
 13  8  13
  21 21
   42
```

6
```
13  9  1  17
 22 10  18
  32 28
   60
```

39日

1 険しい　2 難い　3 敬う

4 鮮やかな　5 閉ざす

6 授かる　7 縮む　8 奮う

9 異なる　10 並べる　11 補う

12 汚れる　13 震える　14 背ける

15 連れる　16 集める　17 厳しい

18 優しい　19 和らぐ　20 直ちに

41日

1 欲　　2 欄　　3 誌

4 聖　　5 絹　　6 賀

7 福　　8 樹　　9 朝

10 憶　　11 磨　　12 彩

40日

誤

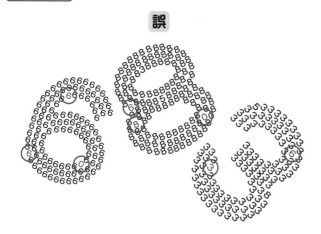

42日

H

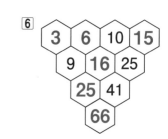

しっぽの形

43日

1
```
 4  8  5  15
 12 13 20
  25 33
   58
```

2
```
 5  2  9  12
  7 11 21
  18 32
   50
```

3
```
 1 11  3  4
 12 14  7
  26 21
   47
```

4
```
 6  1  8  5
  7  9 13
  16 22
   38
```

5
```
 3  7 12  5
 10 19 17
  29 36
   65
```

6
```
 3  6 10 15
  9 16 25
  25 41
   66
```

76

44日

1 方 　　2 黄 　　3 奥
4 気 　　5 音 　　6 弟
7 頭 　　8 律 　　9 牙
10 合 　　11 下 　　12 声
13 嫌 　　14 生 　　15 刀
16 良 　　17 爪 　　18 緒

46日

1

6	7	2
1	5	9
8	3	4

2

8	1	6
3	5	7
4	9	2

3

6	1	8
7	5	3
2	9	4

4

8	3	4
1	5	9
6	7	2

5

8	1	6
3	5	7
4	9	2

6

4	3	8
9	5	1
2	7	6

45日

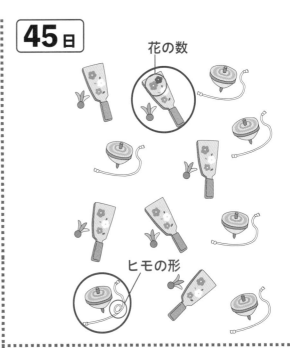

花の数

ヒモの形

48日

誤

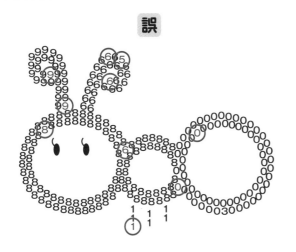

47日

来	到	機	時	駄	官	無	神	経
万	■	周	団	楽	響	交	験	書
客	悪	地	意	■	出	不	外	門
千	商	超	縦	用	足	紀	■	専
許	特	売	専	横	駄	目	元	空
急	色	眼	鏡	文	無	■	頭	前
児	彩	■	武	字	順	尽	世	絶
端	極	両	勇	■	精	不	出	後
異	道	心	伝	心	以	下	同	文

49日

才	色	兼	備	長	炭	酸	水	平	身
芸	能	力	給	与	所	得	意	顔	低
典	記	念	日	光	浴	衣	食	写	頭
古	婚	楚	歌	留	多	数	住	真	寒
稽	結	面	安	全	力	決	宅	面	足
出	転	四	内	走	疾	勝	手	目	熱
百	承	暮	家	業	事	負	当	千	血
論	起	三	朝	早	尚	期	時	両	漢
議	発	念	一	界	世	出	身	立	方
会	戦	作	操	体	械	器	示	指	向

50日

1 26510円　　2 27030円

52日

1 (歌)舞伎―不気(味)
2 (生)半可―繁華(街)
3 (競)争率―創立(者)
4 (同)窓会―爽快(感)
5 (新)興国―広告(塔)
6 (一)貫校―観光(地)
7 (双)方向―芳香(剤)
8 (優)位性―為政(者)
9 (卒)業生―行政(区)
10 (無)教養―共用(部)

53日

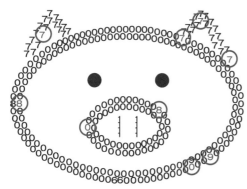

55日

1 転倒　　9 才色　　17 一網
2 深長　　10 枝葉　　18 八達
3 意気　　11 大同　　19 良俗
4 有為　　12 万来　　20 金科
5 容姿　　13 温故　　21 人跡
6 径行　　14 馬食　　22 不断
7 異夢　　15 美辞　　23 来歴
8 抱腹　　16 即妙　　24 信賞

51日

（一事が万事）

イチジガバンジ

サ	キ	ユ	キ	■	ア	タ	リ	マ	エ
イ	ヨ	■	ジ	ブ	ン	■	シ	バ	■
ゴ	ウ	カ	■	ラ	ジ	オ	■	タ	キ
ウ	■	イ	エ	ジ	■	カ	マ	キ	リ
■	ア	サ	■	ル	ス	■	ン	■	ン
ツ	ジ	ツ	マ	■	カ	ナ	ガ	ワ	■
エ	サ	■	ツ	イ	シ	ン	■	タ	ケ
■	イ	ゴ	■	エ	■	カ	キ	■	シ
イ	■	ハ	ナ	ミ	チ	■	タ	マ	ゴ
カ	ミ	ン	■	ツ	リ	ア	イ	■	ム

54日

1
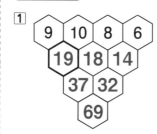

2
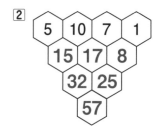

3
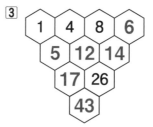

4
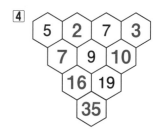

5
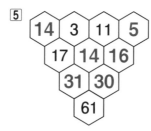

6
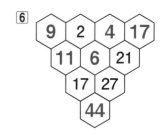

56日

10 時間 25 分後は	10 時	10 分
5 時間 50 分前は	5 時	55 分

1
```
    9 時間 24 分
+   6 時間 19 分
   15 時間 43 分
```
2
```
   18 時間 42 分
+  18 時間  8 分
   36 時間 50 分
```
3
```
   11 時間 52 分
−  10 時間 44 分
    1 時間  8 分
```
4
```
   18 時間 38 分
−  11 時間 11 分
    7 時間 27 分
```
5
```
    4 時間 38 分
+  19 時間 52 分
   24 時間 30 分
```
6
```
    5 時間  4 分
−   3 時間 14 分
    1 時間 50 分
```
7
```
   11 時間 18 分
−   1 時間 25 分
    9 時間 53 分
```
8
```
   10 時間 22 分
+  17 時間 44 分
   28 時間  6 分
```
9
```
   11 時間 44 分
−   4 時間 51 分
    6 時間 53 分
```
10
```
    3 時間 25 分
+   8 時間 35 分
   12 時間  0 分
```

57日

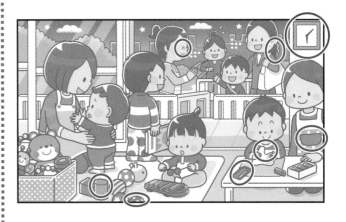

58日

1 14310円　　2 35630円

59日

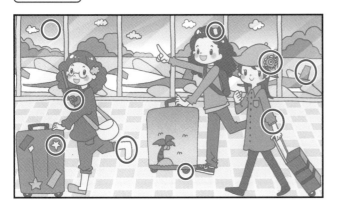

60日

しんきいってん

（心機一転）

ふ	も	と	■	て	い	ね	い	■	か
る	■	き	ほ	ん	■	こ	ん	ぱ	す
い	き	■	け	し	き	■	て	あ	て
け	っ	し	ん	■	き	ょ	り	■	ら
■	て	ら	■	く	わ	■	あ	い	■
ま	■	た	す	う	け	つ	■	ち	か
ゆ	う	き	■	か	■	い	し	ば	し
げ	ん	■	け	い	ど	■	き	■	わ
■	ち	あ	ん	■	い	の	し	し	■
か	ん	な	■	ま	つ	り	■	た	ね

大きな字で脳活性!
川島隆太教授のらくらく脳ドリル 60日

2022年5月3日　　第1刷発行

監修者	川島隆太
発行人	中村公則
編集人	滝口勝弘
編集長	古川英二
発行所	株式会社　学研プラス
	〒141-8415　東京都品川区西五反田 2-11-8
印刷所	中央精版印刷株式会社

STAFF		
	編集制作	株式会社 エディット
	本文DTP	株式会社 千里
	校正	奎文館
	イラスト	川下隆　よこいなおと　ちこ＊　川島星河　わたなべふみ
		これきよ　のびを　水野ゆうこ　さややん。

※本書は、「川島隆太教授の脳トレ　パズル大全　日めくり366日」「大人の脳活　おもしろ！こ
とばパズル」「大人の脳活　おもしろ！数字パズル」「大人の脳活　おもしろ！漢字パズル」「川
島隆太教授の健康脳ドリル　110日　絵パズル編」「川島隆太教授の健康脳ドリル　110日　ひ
らめきパズル編」「もっと脳が活性化する100日間パズル」を再編集・改変したものです。

この本に関する各種お問い合わせ先

●本の内容については、下記サイトのお問い合わせフォームよりお願いします。

https://gakken-plus.co.jp/contact/

●在庫については　Tel 03-6431-1250（販売部）

●不良品（落丁・乱丁）については　Tel 0570-000577

学研業務センター

〒354-0045　埼玉県入間郡三芳町上富 279-1

●上記以外のお問い合わせは　Tel 0570-056-710（学研グループ総合案内）

学研の書籍・雑誌についての新刊情報・詳細情報は、下記をご覧ください。

学研出版サイト　https://hon.gakken.jp/

ますます脳が若返る！

巻末

お楽しみパズル

大きな字で脳活性！

川島隆太教授の
らくらく脳ドリル
60日

UP!!
注意力

時間　　分　　秒
正答数　　／5

→答え ▶ P.92

●下の絵には5か所、上と異なる部分があります。それを探して○で囲みましょう。

正

間違い5か所

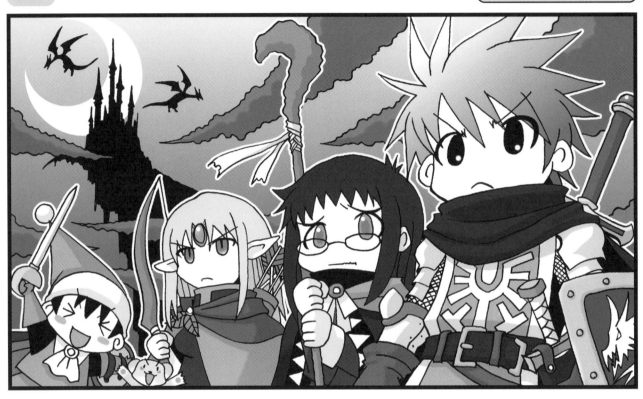

誤

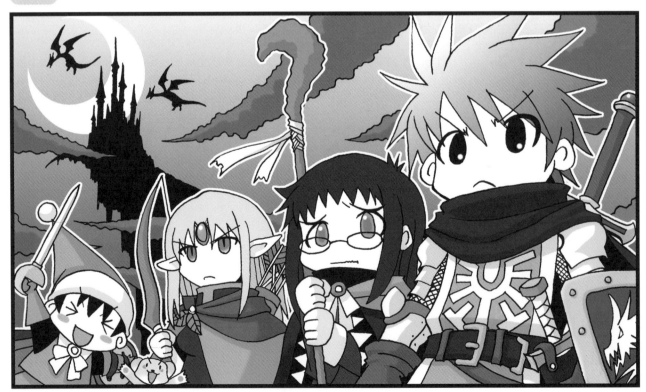

Q2 漢字クロス

月　　日

UP!!
記憶力
認知力

時間　　分　　秒

正答数　／8

→答え▶ P.92

●➡の方向に読むと二字熟語ができるように、中央の□に共通してあてはまる漢字を書きましょう。

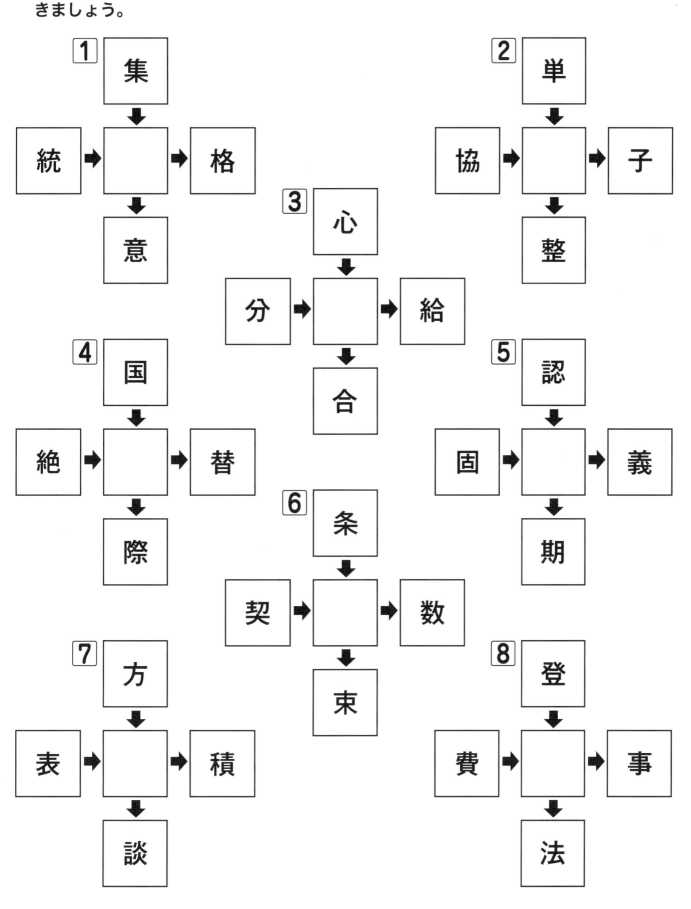

1
集
↓
統 ➡ □ ➡ 格
↓
意

2
単
↓
協 ➡ □ ➡ 子
↓
整

3
心
↓
分 ➡ □ ➡ 給
↓
合

4
国
↓
絶 ➡ □ ➡ 替
↓
際

5
認
↓
固 ➡ □ ➡ 義
↓
期

6
条
↓
契 ➡ □ ➡ 数
↓
束

7
方
↓
表 ➡ □ ➡ 積
↓
談

8
登
↓
費 ➡ □ ➡ 事
↓
法

祝日シークワーズ

認知力 記憶力 🧠UP!!

月 日

→答え▶ P.92

●リストの言葉をタテ・ヨコ・ナナメの８方向から探して、「しゆうぶんのひ」のように線をひきましょう。その後、つかわずに残った文字を、左上から下へ順に書きましょう。

残った文字

ひ	き	み	ん	や	ひ	ろ	び
の	せ	う	ど	の	ま	ん	か
ん	ん	い	も	り	ね	の	ぶ
ぶ	う	ど	じ	き	の	ん	ひ
う	こ	み	う	ん	か	ひ	が
ゆ	し	ぽ	の	の	の	や	ん
し	ん	の	ひ	ひ	ひ	ひ	じ
け	ひ	の	く	い	い	た	つ

※言葉は右から左、下から上につながることもあります。また、マス目では小さい「っ」などは大きい「つ」として表示しています。

見つけた言葉には☑を入れましょう。

リスト

□ けんぽうきねんび（憲法記念日）
□ たいいくのひ（体育の日）　　　□ こどものひ（子どもの日）
□ せいじんのひ（成人の日）　　　□ がんじつ（元日）
□ ぶんかのひ（文化の日）　　　　□ みどりのひ（みどりの日）
□ うみのひ（海の日）　　　　　　□ やまのひ（山の日）

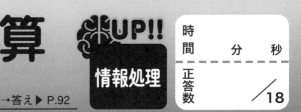

● 線でつながったマスの数どうしをたします。□にあてはまる数を書きましょう。

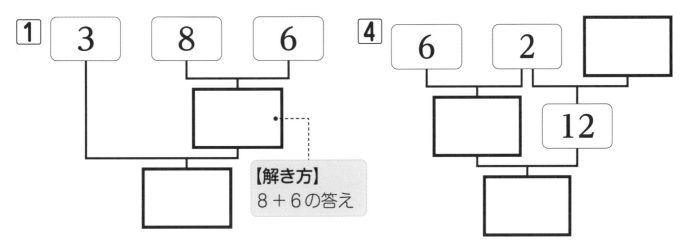

1　3　8　6

【解き方】
8＋6の答え

4　6　2　□　12

2　9　4　5　6

5　3　8　□　13　29

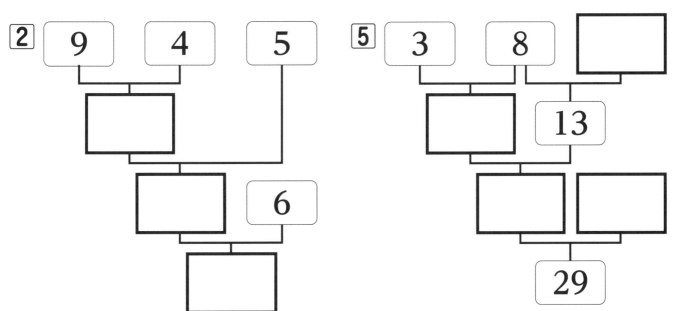

3　7　3　8　3

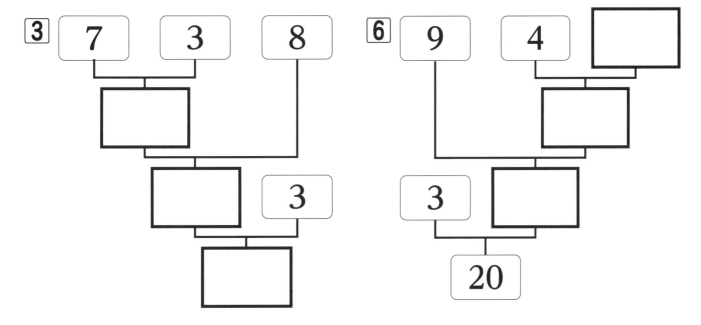

6　9　4　3　20

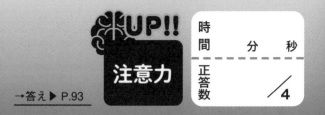

UP!!
注意力

時間　　分　　秒
正答数　　／4

● 「鏡餅」がテーマの漢字絵です。周囲と違う漢字が4つまじっています。探して〇で囲みましょう。

間違い4か所

```
　　　　　　　　柑柑
　　　　　　　柑柑柑柑
　　　　　　柑柑柑柑柑柑
　　　紅紅紅　　柑柑柑柑　　紅紅紅
　　　紅紅紅餅餅餅餅餅餅餅紅紅紅
　　白白白紅紅紅餅餅餅餅餅餅餅紅紅紅白白白
　　白白臼　餅餅餅餅餅餅餅餅餅餅餅　白白白
　紅紅紅白白白　餅餅餅餅餅餅餅餅餅餅餅　白白白紅紅紅
　紅紅紅　　　餅餅餅餅餅餅餅餅餅　　　紅紅紅
白白白紅紅紅　　餅餅餅餅餅餅餅餅餅餅餅餅　　紅紅江白白白
白白白　　餅餅餅餅餅餅餅餅餅餅餅餅餅餅餅　　白白白
白白白　餅餅餅餅餅餅餅餅餅餅餅餅餅餅餅餅餅　白白白
　　餅餅餅餅餅餅餅餅餅餅餌餅餅餅餅餅餅餅餅
　　餅餅餅餅餅餅餅餅餅餅餅餅餅餅餅餅餅餅
　　餅餅餅餅餅餅餅餅餅餅餅餅餅餅餅餅餅
台台台台台台台台台台台台台台台台台台台台台台台
台台台台台台台台台台台台台台台右台台台台台台台台
　　　台台台台台台台台台台台台台台
　　　台台台台　　　　台台台台
　　　台台台　　　　　台台台
　　　台台台　　　　　台台台
　　　台台台台　　　　台台台台
　　　台台台台台台台台台台台台台
　　　台台台台台台台台台台台台台
　　　台台台台台台台台台台台台台
```

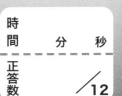

● 八角形の中央にある空欄に、周囲の漢字と熟語になるように漢字を入れていきます。
　読み方は中から外、外から中、音読み、訓読みどちらの場合もあります。

1
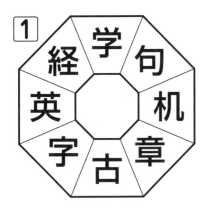
学 句 経 英 字 古 章 机

2
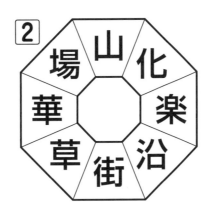
山 化 場 華 草 街 沿 楽

3
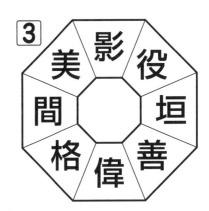
影 役 美 間 格 偉 善 垣

4
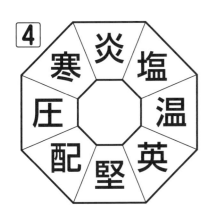
炎 塩 寒 圧 配 堅 英 温

5
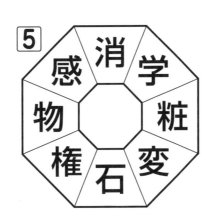
消 学 感 物 権 石 変 粧

6
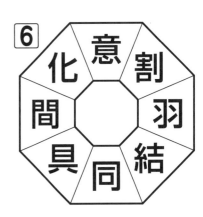
意 割 化 間 具 同 結 羽

7
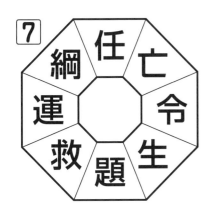
任 亡 綱 運 救 題 生 令

8
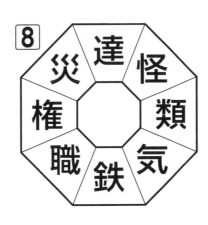
達 怪 災 権 職 鉄 気 類

9
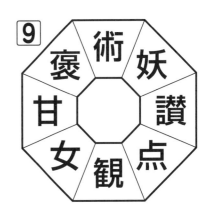
術 妖 褒 甘 女 観 点 讃

10
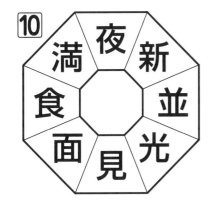
夜 新 満 食 面 見 光 並

11
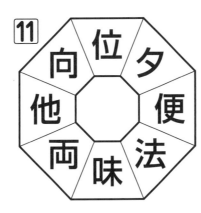
位 夕 向 他 両 味 法 便

12
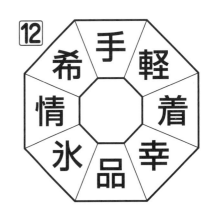
手 軽 希 情 氷 品 幸 着

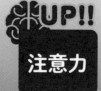

→答え ▶ P.94

●右の絵には20か所、左と異なる部分があります。それを探して○で囲みましょう。

正

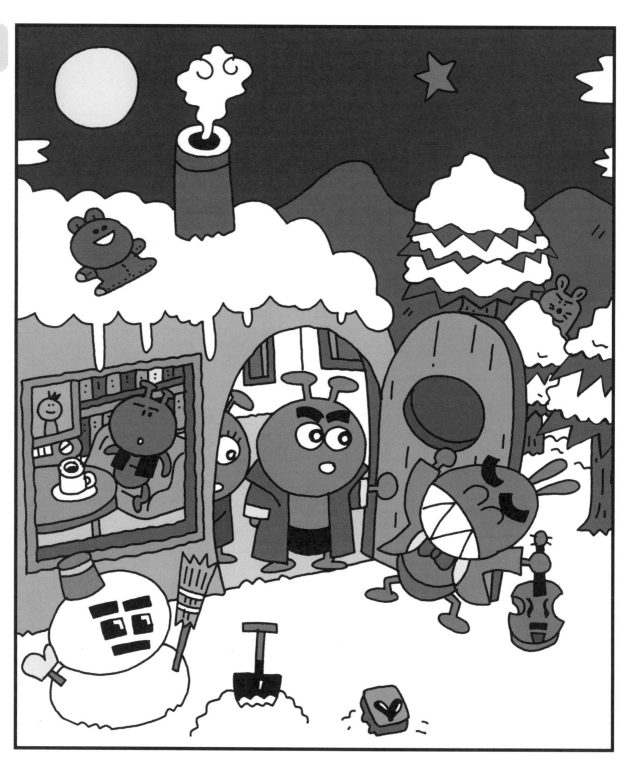

誤

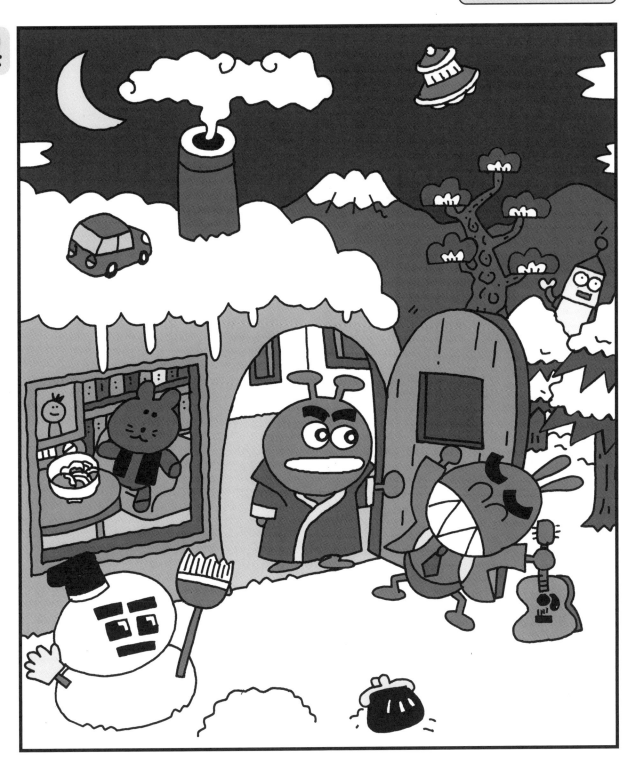

時間　　分　　秒　　正答数　／28

月　　日　　→答え▶ P.94

●タテ、ヨコのヒントの表す言葉を考えて、下のリストから字を選び、マス目に書きましょう。リストの漢字は1回ずつ使います。

¹三	■	²空	³	■	⁴	⁵
⁶	曜	■	⁷	⁸	■	中
天	■	⁹	¹⁰	■	¹¹粧	
¹²	¹³	■	¹⁴	¹⁵		泳
■	¹⁶	煙	■	勤	¹⁷横	■
¹⁸	■	¹⁹陶	■	²⁰遮		機
帯	■	²¹	²²	■	歩	■
²³	介	■	²⁴	語		断

リスト

寒　化　前　熱　下　日　断　用　事　類
日　降　道　水　文　夜　水　量　悪　名
前　言　無　魚　絵　祭　記　器

タテのヒント

1 ごくわずかの期間しか続かない政権のこと。豊臣秀吉に滅ぼされた明智光秀の故事から

2 「今日は何を書こうかな？」夏休みの宿題の定番

3 物事が行われる前。または起こる前。「○○の準備」「○○に知る」

5 「真冬に海水浴？ 何かの罰ゲームですか？」

8 学校などで、生徒がさまざまな展示や音楽、演劇などを催す行事

10 英語でいうと「ネーム」

13 雨や雪などが地上に降ったときの量

15 夜間の勤務

17 車の通る道路で、歩行者が横切る場所として定められた区域

18 熱帯地方に生息する魚類の総称。形や色の珍しいものが多い

19 陶土などで器物を作り、うわぐすりを塗って焼いたもの

21 比べるもののないこと。「○○のおもしろさ」

22 国文法で、活用語のうち単独で述語になりうる動詞や形容詞、形容動詞のこと

ヨコのヒント

2 物事を実際よりも誇張したり、うそを加えたりすること

4 「寒い！風邪ひいたかな？」

6 土曜日の次の日は？

7 手紙などで最初に書く、時候や見舞いなどの挨拶的な文句

9 氏名を記すこと。「○○投票」「無○○」

11 多くの女性が、主に皮膚をなめらかにするためにつけるもの

12 反対語は「上昇」

14 記念日や特別の催しなどの前の晩に行う催し。「クリスマスイブ」もこれの一種

16 煙のように細かく飛び散る水しぶき。水面に立ちのぼる霧もこう表現されることがある

18 エネルギーとしての熱の量。単位はカロリーやジュールが用いられる

20 踏切に備えつけられ、列車や電車が通過するときに、人や車が横切らないようにする設備

21 手先の作業がヘタなこと。「○○○○なので、縫い物は苦手です」

23 魚や貝などの水産動物の総称

24 言葉で表現できないほどひどいこと。もってのほか。「他人のものを盗むなんて、○○○○なやつだ」

Q1

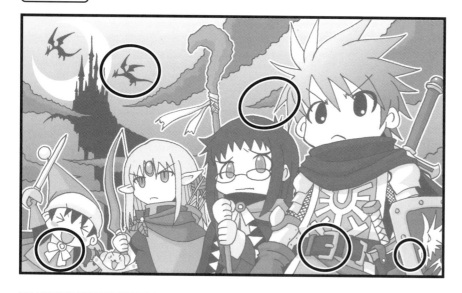

Q2

1 合　2 調　3 配
4 交　5 定　6 約
7 面　8 用

Q3

ひ	き	み	ん	や	ひ	ろ	び
の	せ	う	ど	の	ま	ん	か
ん	ん	い	も	り	ね	の	ぶ
ぶ	う	ど	じ	き	の	ん	ひ
う	こ	み	う	ん	か	ひ	が
ゆ	し	ぽ	の	の	の	や	ん
し	ん	の	ひ	ひ	ひ	ひ	じ
け	ひ	の	く	い	い	た	つ

残った文字　きんろうかんしやのひ（勤労感謝の日）

Q4　左→右、上→下の順

1 14、17　　　　2 13、18、24
3 10、18、21　　4 10、8、20
5 5、11、24、5　6 4、8、17

```
　　　　　　柑柑
　　　　　柑柑柑柑
　　　　柑柑柑柑柑柑
紅紅紅　　柑柑柑柑　　紅紅紅
紅紅紅餅餅餅餅餅餅餅紅紅紅
白白白紅紅餅餅餅餅餅餅餅紅紅紅白白白
白白⦅旧⦆餅餅餅餅餅餅餅餅餅　白白白
紅紅紅白白白　餅餅餅餅餅餅餅餅　白白白紅紅紅
紅紅紅　　餅餅餅餅餅餅餅餅　　紅紅紅
白白白紅紅紅　餅餅餅餅餅餅餅餅餅　紅⦅江⦆旧白白
白白白　餅餅餅餅餅餅餅餅餅餅　白白白
白白白　餅餅餅紅餅餅餅餅餅餅餅
餅餅餅餅餅紅餅餅餅餅餅餅餅
餅餅餅餅餅餅餅⦅餌⦆餅餅餅餅餅餅
餅餅餅餅餅餅餅餅餅餅餅餅餅
餅餅餅餅餅餅餅餅餅餅餅餅
台台台台台台台台台台台台台台台台台
台台台台台台台台台台台⦅右⦆台台台台台台
　　台台台台台台台台台台台台
　　台台台　　　　台台台
　　台台台　　　　台台台
　　台台台　　　　台台台
　　台台台　　　　台台台
　　台台台台台台台台台台
　　台台台台台台台台台台
　　台台台台台台台台台台
```

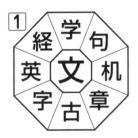

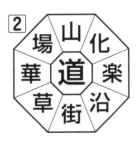

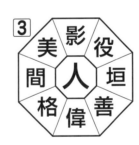

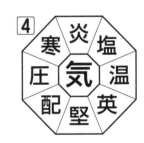

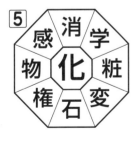

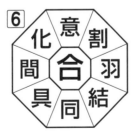

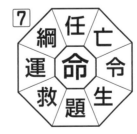

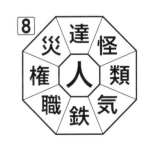

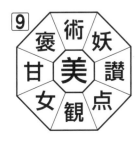

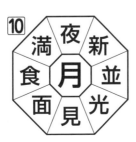

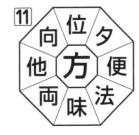

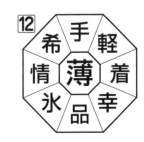

Q7

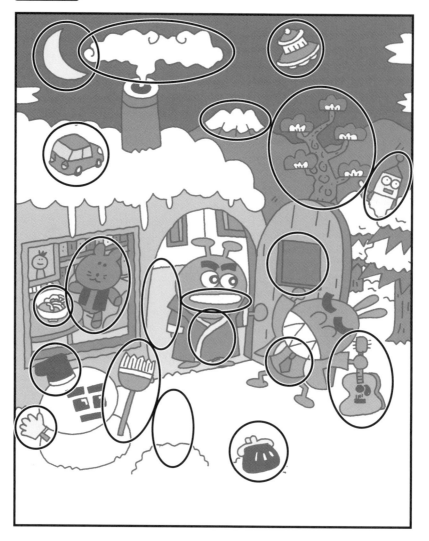

Q8

三	■	絵	空	事	■	悪	寒
日	曜	日	■	前	文	■	中
天	■	記	名	■	化	粧	水
下	降	■	前	夜	祭	■	泳
■	水	煙	■	勤	■	横	■
熱	量	■	陶	■	遮	断	機
帯	■	無	器	用	■	歩	■
魚	介	類	■	言	語	道	断

脳ドリルの記録

▶ドリルを始めた日 　　月　　　日 ▶60日まで終えた日 　　月　　　日

	日付		かかった時間		メモ（感想・気づき）
1日	月	日	分	秒	
2日					
3日					
4日					
5日					
6日					
7日					
8日					
9日					
10日					
11日					
12日					
13日					
14日					
15日					
16日					
17日					
18日					
19日					
20日					
21日					
22日					
23日					
24日					
25日					
26日					
27日					
28日					
29日					
30日	月	日	分	秒	メモ（感想・気づき）

	日付		った時間	メモ（感想・気づき）
31日	月		秒	
32日				
33日				
34日				
35日				
36日				
37日				
38日				
39日				
40日				
41日				
42日				
43日				
44日				
45日				
46日				
47日				
48日				
49日				
50日				
51日				
52日				
53日				
54日				
55日				
56日				
57日				
58日				
59日				
60日				
	日付		った時間	メモ（感想・気づき）